Erinnerungen an Ostpreußen

Erinnerungen an Ostpreußen

1890-1945

Ein Großdruck-Buch für ältere Leser

Herausgegeben von Ruth Maria Wagner

Gräfe und Unzer Verlag
München

© by Gräfe und Unzer Verlag München,
gegründet 1722 in Königsberg/Pr.
Gesamtherstellung: Graphische Werkstätten
Kösel, Kempten/Allgäu
ISBN 3 7742 1801 3

Inhalt

RUTH MARIA WAGNER Ein Wort zuvor 7

AGNES MIEGEL Die See 9

HERMANN SUDERMANN Erstes Liebeserlebnis 20

RUTH GEEDE Unser Boot auf dem Oberteich 34

CHARLOTTE KEYSER Die alten Postkutschen 39

HANSGEORG BUCHHOLTZ Sonntagmorgen im Nehrungsdorf 45

HEINZ PANKA Die Abbitte 51

OTTO BESCH Auf Goldgrund 58

FRANZ HEISER Dreitausend Taler 65

ELSBETH CHRISTELEIT Schaktarp-Melodie 71

MARGARETE KUDNIG Der alte Gruschke 76

ERNST WIECHERT Abschied von meinem Vater 82

PAUL BROCK Yascha und die Wölfe 89

GRETE FISCHER Letzter Sommer 95

MARION GRÄFIN DÖNHOFF Ritt durch Masuren 99

HEINKE FREVERT Schlittenfahrt durch die Rominter Heide 123

ERNST VON KUENHEIM Der Reiter ohne Kopf 129

GERTRUD PAPENDICK Auf dem ostpreußischen Parkett 139

GEORG HERMANOWSKI Der Lutschbonbon 148

TAMARA EHLERT Der Kuckuck 154

AGNES MIEGEL Erinnerungen an die Vaterstadt 158

Ein Wort zuvor

Hin und wieder gibt es in unserem lauten Leben Stunden, da die Erinnerungen an vergangene Tage aufleuchten, so nah und vertraut, als lägen weder Raum noch Zeit zwischen ihnen und uns. Mögen wir sie auch dann und wann vergessen haben, vielleicht, weil sie uns unbequem sind oder weil die Tagesereignisse sich wie Kulissen vor die Bilder unserer Kindheit und Jugend schieben – ganz davonlaufen können wir ihnen nie.

Wir wollen es ja auch gar nicht, im Gegenteil, wir bemühen uns, diese Andenken an die Vergangenheit zu bewahren; und die vorliegende Sammlung von erinnernden Erzählungen will das ihre dazu beitragen. Sie führt uns Ostpreußen so vor Augen, wie wir es in den Jahrzehnten zwischen 1890 und 1945 erlebten.

»Nie zu erwandern schienst du, Gebirge Alter...«, sagt Agnes Miegel in ihrem Gedicht. Und doch erreichen wir es alle einmal, dieses Gebirge Alter, herbeigesehnt oder gefürchtet. An uns selbst liegt es dann, was wir aus diesem Lebensabschnitt machen. Wir haben mit einem Mal Zeit für uns selbst, werden gelassener gegenüber dem Tagesgeschehen, das uns vorher hasten und jagen ließ. Und dann tauchen langsam die fernen Tage der Vergangenheit aus unserem Gedächtnis auf. Wie auf Goldgrund gemalt, stehen sie vor unserem inneren Auge und lassen alles verblassen, was uns vor kurzem noch wichtig schien. Menschen, die uns einmal nahestanden, Häuser, in denen wir aufwuchsen, Landschaften, die wir liebten, gewinnen wieder feste Konturen in der Erinnerung.

So wird wohl jeder von Ihnen, liebe Leserinnen und Leser, ein Stück des eigenen Lebens in diesem Buch wiederfinden. Bei der Auswahl der Texte wie bei der Gestaltung des Bandes in Großdruck haben wir zwar vor allem an die älteren Leser gedacht. Trotzdem werden auch Jüngere, die noch mitten im Leben stehen, Freude an den Prosastücken finden.

Den ostpreußischen Dichtern und Erzählern, die in dieser Sammlung mit ihren schönsten Geschichten vertreten sind, ist eines gemeinsam: Wohin das Leben sie auch immer geführt hat, nie haben sie vergessen, wo ihre Wurzeln sind. Zeit und Raum haben es nicht vermocht, ihre starke innere Bindung an die Heimat zu zerstören. Ob sie, aus ärmlichen Verhältnissen stammend, den Glanz der großen Welt erlebten wie Hermann Sudermann, ob sie in der lebendigen Metropole Königsberg aufwuchsen und später in einer kleinen ländlichen Gemeinde ihr Zuhause fanden wie Agnes Miegel – immer ging das Land, aus dem sie kamen, mit ihnen, lebte in ihnen weiter, was sie einst gesehen und erfahren haben.

Nicht was wir verlieren, sondern was wir retten können, macht den Sinn unseres Lebens aus. Und es ist gut, wenn wir im Alter sagen können: Nichts möchte ich missen, nicht das Schwere und nicht das Schöne, nicht den Schatten, das Licht, das Alter und die Tage der Jugend.

So wünschen wir uns, daß auch Sie in diesem Band Ihre Jahre in Ostpreußen widergespiegelt finden, und ein Stück von dem Land, das uns allen kostbare Erinnerung ist.

RUTH MARIA WAGNER

AGNES MIEGEL

Die See

In Königsberg, auf der Kaufmannsinsel des Kneiphofs nahe dem alten Ordensdom, kam Agnes Miegel am 9. März 1879 zur Welt. Ihre ersten Balladen veröffentlichte Börries von Münchhausen in seinem Göttinger Musenalmanach, die ersten Gedichte erschienen im gleichen Jahr (1901) bei Cotta. Ihr weiteres Werk betreute der Verleger Eugen Diederichs; einige Bände erschienen im Gräfe und Unzer Verlag in ihrer Vaterstadt Königsberg. 1924, am 200. Geburtstag von Immanuel Kant, wurde Agnes Miegel Ehrendoktor der Albertus-Universität Königsberg, nachdem sie bereits 1916 den Kleist-Preis erhalten hatte. Die Wartburgrose, der Herder-Preis, der Goethe-Preis, nach der Vertreibung der Westfälische Kulturpreis, die Ehrenplakette des Ostdeutschen Kulturrats, der Preußenschild der Landsmannschaft Ostpreußen, der Westpreußische Literaturpreis und der Literaturpreis der Bayerischen Akademie der Schönen Künste waren weitere Ehrungen für die Dichterin, die ihrem Ostpreußen in Leben und Werk eng verbunden blieb und die für ihre Schicksalsgefährten, mit denen sie das Los der Vertreibung teilte, zu einem Symbol der Heimat wurde. Agnes Miegel starb am 26. Oktober 1964 in Bad Salzuflen und wurde in ihrer Altersheimat, in Bad Nenndorf am Deister, zur letzten Ruhe gebettet.

Es war nicht die grünumrankte Holzveranda an dem kleinen roten Backsteinhaus des Vororts, in dem wir sonst um diese Sommerzeit wohnten. Es war eine viel größere Veranda mit großen Schiebefenstern, in denen blaue, gelbe und rote Scheiben in einer beinah unheimlichen Glut strahlten – in den roten Eckscheiben stand ein weißer Stern, den mochte ich gern. Die Veranda hing

9

wie ein Vogelbauer in die Wipfel blühender Linden, die der Wind schüttelte. Ein Schwaden von Honigduft wehte von den bräunlichen, lichten Blütenbüscheln in die stickige, von Holz und Staub schwelende Schwüle und ließ den langen Papierlampion mit den roten und blauen Streifen jäh schaukeln und mich aufatmen. Ich lag zusammengerollt wie ein kleiner Hund gerade unter dem Lampion auf meiner braunen Steppdecke mit den rötlichen Fliedersträußen. Hier sollte ich schlafen, während Mutter und Minna nebenan die Betten aus dem großen Segeltuchsack packten. Ich hörte sie eilig hin- und hergehen, Mutters flinken Schritt, ihr leises Lachen. Ich hörte die Betten rauschen, das Flappen der Leinenlaken, das Knarren der Betten. Manchmal sah Mutter nach mir, manchmal Minna. »Sie schläft«, sagten beide leise. Aber ich kniff dann nur die Augen zu, drückte meine Puppe, die blonde Anna, die ich eigentlich gar nicht leiden konnte, fest an mich und blinzelte schlau ein bißchen, gerade noch genug, um Minnas gutes braunes Gesicht mit den breiten Backenknochen zu sehen. Oder Mutters blonde Schläfenlocken, wie sie vor Wind und Eifer tanzten. Immer wollte ich etwas fragen. Aber was war es nur? Die fremde Veranda war es nicht, nicht die Linden, nicht der Wind. Das kannte ich ja schon. Nein, etwas war fremd in allem, in der Luft, in dem Wind. Ein feines, gleichmäßiges Brausen war da, ganz unerklärlich.

Ich stand auf von der Steppdecke, zog leise einen Stuhl an das offene Fenster und sah hinaus. Grandgelbe Wege waren unten. Ein Rasen. In der Mitte glänzte eine silbrige Glaskugel auf hohem Beet mit gelbem Kamillenkranz und Löwenmäulchen und Jungfer im Grünen. Dann kam hinten Eisbeerengebüsch, ein Quitschenbaum und der grüngestrichene Lattenzaun mit den weißen Köpfen. Dann wieder Gebüsch. Und dahinter eine Veranda unterm Pappdach. Nein, von dort kam das Brausen nicht. Von weither mußte es kommen. Es war kein Dampfer, es stieß und schob nicht und heulte nicht auf, wie die Schiffe an der Brücke zu Hause es taten. Ja, zu Hause und im vorigen Sommer in dem roten Hause, da hatte auch die Luft anders gerochen. Ich atmete ganz tief, bis mir fast die Brust zersprang. Ich leckte die Lippen. Etwas war da zu riechen, zu schmecken, zu hören – und doch nicht zu begreifen –, was war es?

»O Kind, komm herunter von dem Stuhl! Was wolltest du da nur? Wolltest du das kleine Mädchen von nebenan sehen? Warte, ich bringe dich hin. Martha heißt sie. Und ist ein sehr artiges Marjellchen!«

Ach nein, ich wollte gar nicht nach der artigen kleinen Martha sehen! Sie ähnelte ganz der blonden Anna, und ich hatte schnell von ihr fortgekuckt, als wir ankamen und sie ans Gartentor lief, um uns zu sehen. Aber ein schönes, gelbes Sandförmchen hatte sie gehalten, mit einem Rand dunkler Punkte. Ich nestelte mich ganz fest an Mutters Brust. So warm war's, so geborgen; ich hörte ihren Atem, ihren Herzschlag, spürte ihre Raschheit, ihre kleine Angst, ihr leichtes Lachen – und gar kein Brausen mehr. Und sagte leise: »Ja, ich will zu der Martha.«

Abends im Bett schlief ich gleich ein. Es war so herrlich, hier – nach dem fremden Garten, nach dem langweiligen Nachmittag mit der kleinen Martha in dem andern Garten, der im kümmerlichen Rasen nur ein sehr unangenehmes rundes Beet hatte, von dem Martha mir stolz sagte, es wäre ein »Teppichbeet« – nun hier im eigenen kleinen gelben Holzbett zu liegen, auf den vertrauten Kissen, die wie aufgebläht waren vom Sonnen und deren Leinwand so köstlich roch, so weich und glatt war, weil sie noch bei der guten Urgroßmutter gesponnen und gewebt war. Ach ja, hier war nichts Fremdes, die Stube war schon ganz vertraut mit Mutters bunter Decke auf dem Tisch und der gelben Eschenschlafbank, und als ich die Hände zum Beten faltete, da hing richtig überm Bett das drollige Bildchen von Mutter und Andreas als Kind – und machte die fremde hellgraue Tapete schon ganz heimatlich. Ich geriet nur mit Mutters Hilfe bis zum Amen. Aber dann, mit Lidern wie Blei, fragte ich doch noch: »Wann kommt der Vater? Wann kommt Tante Gretchen? Sonnabend? Ist das noch lange?« Aber dann gähnte ich, und Mutter murmelte: »Behalt das süße Schläfchen!«, und ich spürte noch ein kleines leichtes Wehen, als sie sich über mich neigte.

Auf einmal wachte ich auf. Das war so ungewohnt. Mein Herz tat einen lauten Schlag; es war, als riß etwas meine Lider auf, und es zog mich hoch. Einmal hatte Minna mich geweckt, im Winter, als ich krank war, und über den scheußlichen Krug mit dem heißen Dampf gehalten, in der Sofaecke am Ofen. Einmal war ich aufgewacht von Rasseln und Geschrei. Die Lampe brannte im Nebenzimmer, die Eltern waren auf, draußen klingelte es, Pferde und Wagen jagten, Menschen riefen und es rasselte und klirrte. »Schlafe, schlafe, die Feuerwehr kommt schon! Schusche, schusche!« hatte Minna gesagt und mir die Decke über den Kopf gezogen.

Jetzt war keiner wach außer mir. Im dunklen Nebenzimmer atmete Mutter im Schlaf. Ganz leise flüsterte sie, und ich hörte sie rasch aufseufzen und sich herumwerfen. Ich hielt mich an dem Holzgitter des Bettchens, kniete auf dem Kopfkissen und sah umher. Es war schon hell – eine alles erfüllende, schattenlose Helle strömte durch die weiße Decke vorm Fenster, durch die Verandatür. Die Glasscheiben am Rand dort waren nur bunt. Sie funkelten nicht. Reglos standen dahinter die Linden. Ganz still hingen die Blüten.

Zu meinen Füßen schlief Minna in der ausgezogenen Schlafbanklade. Ich starrte auf den blaugewürfelten Zudeck, auf ihre dunklen Zöpfe, die so schwarz da in der schummrigen Nische des Holzschranks lagen. Ein bißchen Stirn war zu sehen, ihre feste, braune Hand unterm Kinn. So vertraut war das. Ich wagte nicht fortzusehen. Ich wagte aber auch nicht, sie oder die Mutter zu rufen. Sie hatten mich ja nicht geweckt. Etwas hatte gerufen, ich wußte es. Ich horchte. Ja, nun hörte ich es in der toten Stille des Frühmorgens: ein ganz gleichmäßiges, sanftes, eintöniges Brausen. Es kam, schwoll an, schwoll ab – aber es war immer da.

Ich konnte nicht atmen; ich mußte aufblicken von dem dunklen Kopf fort durch die Tür, durch das Verandafenster.

Kühle Bläue stand überm Lindengrün. Keins der Blätter bewegte sich. Aber da draußen war es, war immer da. Rief, rief nach mir.

Ich wollte aufstehen, wollte hinaus, es suchen gehen.

Aber plötzlich, wie eine Wollpuppe, sank ich vornüber auf das Kissen und schlief weiter.

Ein langweiliger Tag kam und noch einer. Mutter und Minna hatten immer noch zu tun. Ich durfte mit Minna mit zum Bäcker gehen und zum Gewürzkrämer; ich durfte ihr Netz tragen helfen, in dem Salat lag und Kohlrabi. Ich mußte mit der kleinen Martha spielen auf einem Sandhaufen mit schneeweißem, rieselndem, körnigem, gläsernem Sand. Aber sie gab mir nicht das schöne Förmchen. Ich mochte sie nicht, und ich mochte Anna nicht und nicht ein rotlackiertes Blecheimerchen, das Mutter mir kaufte. Ich saß herum und träumte vor mich hin und war unlustig. Und wartete nur, daß ich über Mittag auf die braune Steppdecke mit den Fliedersträußen gelegt wurde, in die Linden sehen konnte und zwischen Schlaf und Wachen deutlicher als sonst das Brausen hörte – gleichmäßig, immer gegenwärtig, wie einen Ruf, wie ein Herz.

»Du wirst doch nicht wieder krank werden?« sagte Mutter.

13

»Das ist die andere Luft; gewöhnen muß sich ein Kind!« sagte Minna.

»Das ist die Hitze!« sagte Tante Gretchen, als sie frisch und rosig und mit blanken, braunen Augen auf einmal auf der Veranda saß und Kaffee trank und eben erzählt hatte, daß der Vater nicht mitgekommen wäre. (Und der Vater der kleinen Martha war gekommen! Er war blondbärtig und dick und groß und ein sehr schöner Papa!) »Sie muß an die See mit!« Und Tante Gretchen steckte mir ein süßes Plätzchen zu, das nach Zitrone duftete. Sie hatte eine tiefe, glucksende Stimme und rote Wangen, und ich hielt mich an Mutters Knie und sah sie unverwandt an.

»Morgen, morgen, zum Sonntag!« sagte Mutter und streichelte mich. »Heute gehen wir allein, zum Sonnenuntergang. Das ist zu spät für kleine Kinder!« – »Ja«, sagte ich. Und grübelte ein bißchen, was wohl die See wäre. Alle hatten davon gesprochen, Minna und Martha. Und das rote Eimerchen war für die See. Ob das eine Frau war? Oder ein Fluß?

Es war ein Fluß. Soviel stand fest. Am Abend gab's goldbraune, platte Fische, die köstlich nach Rauch rochen. »Oh, Flundern!« sagte Tante Gretchen. Wenn man die goldbraune fetttriefende Haut abriß, war unten weißrosiges Fleisch. Und ich bekam ein Stückchen davon in den Mund geschoben. Schmelzend süß war's und doch salzig, viel weicher als Weihnachtsmarzipan, schmeckte schöner als Kalbsbraten oder Erdbeeren... »Oh!« sagte ich und sah mit gierigen Augen nach Mutters Teller. Und Mutter und Tante Gretchen lachten und steckten mir wieder einen Bissen zu.

»Ja, so frisch aus der See! Da sind sie am besten!« sagte die Mutter. Zander, Hechte, Barse – ich war immer mit Minna auf dem Markt gewesen, wenn sie das Fischgericht für den Freitag oder die Feiertage an den Buden der Gildefischer einkaufte –, die kamen aus dem Pregel. Also war's ein Fluß. Aber warum hörte ich keine Dampfer, kein Brückenrasseln!

So früh steckte Minna mich ins Bett. Ich sah noch den Abendhimmel in goldenen und roten Wolken über den Linden verglühen, die bunten Scheiben atembeklemmend strahlen, sah Minna mit platschendem Eimer rund um mein Bett rutschen und die weißen Dielen scheuern. Hörte noch, wie sie dazu ihr Lieblingslied sang: »An einem Bach, der rauschend schwoll« – und draußen schwoll auch ein Bach, ich hörte es ganz deutlich über dem Schrubben und Singen.

Es war ein recht eiliges Aufstehen und ein eiliges Frühstück. »Oh, wird das heiß!« stöhnten die drei Großen. Und Tante Gretchen holte ein großes rotbesticktes Badelaken hervor, eine feuerrote, weißgepaspelte Badehose und eine gelbe, rotgesäumte Wachstuchkappe, vor der mir schauderte, als ich ihre blanke Klebrigkeit anfühlte. Und dann durfte ich das rote Eimerchen nehmen und ein Holzschippchen, das Tante Gretchen mitgebracht hatte, und Minna umarmen, die schon in der Küche stand, wo es nach Kirschsuppe und Braten roch. Und dann trabte ich plötzlich an Mutters Hand zwischen ihr und Tante Gretchen die Straße hinab. Martha war im Garten mit dem Papa, der das Teppichbeet besah. Aber ich kuckte fort. Weite Röcke trugen damals die Großen, da konnte man sich schon verstecken.

An Häusern und Gärten ging's vorbei. Und ich schnaubte und schnoberte, strich mit der Zunge über die Lippen. Ich roch, ich fühlte das Brausen. Aber zu hören war es kaum. Ganz leise, mit einem süßen, kleinen, klapsenden Klang, so gleichmäßig, so lieblich; es war, als drückte es jedesmal den Magen.

Der Weg wurde immer sandiger; ich stieß mit jedem Schritt gegen mahlende Sandhaufen, die hell und weiß und gläsern glänzend waren. Fremdes Gestrüpp stand da, grau und sparrig oder glänzend und dünn, mit blanken, schmalen grünen Blättern. Schlingkraut wuchs darin mit lila und gelben Blüten und roch bitter und widerlich. Feines, dünnes Gras glänzte. Bläulichgraues Gras, hart und breit wie Bänder, starrte aus dem Sand. Halbverweht tauchten grauverwitterte Planken daraus hervor. Schwatzen, Lachen, Schreien, Kreischen, Plätschern. Eine lange Reihe hellgrün gestrichener Buden, grell in der Sonne, nach Harz und Leinen dunstend, stand plötzlich vor uns auf hohem Sand vor dem hitzeflimmernden blauen Himmel.

Eine dicke, barfüßige Frau mit ganz gelben Haaren und einem Gesicht, blank, flach und braun wie eine Flunder, entriß uns Tante Gretchen und ihr Badezeug. Mutter trug mich ein steiles Holztreppchen hinab, durch den mahlenden Sand, an schwatzenden, lachenden Frauen und Kindern vorbei, die in roten und blauen Badeanzügen dasaßen oder auf blendend grellen Laken lagen. Ein paar alte Damen hielten Sonnenschirme aufgespannt. Ein paar Frauen, ein paar Kinder waren in Unterröcken.

Ich hing auf Mutters Arm, hielt sie umklammert, sah Sonne und Menschen und Sand.

Und sah dahinter Frauen und Kinder halbnackt oder glänzend blank und bunt, kreischend und plätschernd in einem kleinen Bezirk, eingefriedet wie ein Fohlengarten, in etwas, was viel blauer war als der Himmel, glänzend blank und glitzernd wie ein Fisch, unendlich groß, hoch wie eine Wand, gebreitet wie ein Tuch, wie eine Wiese. Etwas, was aufglänzend mit kleinen verfließenden Glasstreifen auf den Sand schlug, immerfort.

»Die See!« sagte ich leise. Mutter nickte. Und ich sah fort von dem lockenden Blauen, Blanken in ihre großen, klaren blauen Augen, als sie mich langsam niedergleiten ließ in den warmen, weichen Sand. Und der Sand, rieselnd, gleitend, immer wieder alle Lücken füllend, sonnenheiß oben und knisternd trocken, eiskühl und feucht unten, wenn man mit der heißen Hand darin wühlte, spielte mit mir und lenkte meine Gedanken ab wie ein fremdes, spieleriges, warmpelziges Tier. Mutters kleine, feste Hände warfen einen Berg auf, höhlten eine kleine Kaule aus. Immer wieder wollte er weiß und rieselnd zugleiten mit glitzernden Sandwellchen. Immer wieder warf Mutter kleine, graudunkle, gekrümmte, nasse Sandflocken heraus. Ganz dunkel wurde es in der kleinen Kaule, über die wir uns beugten. Es zitterte da unten, es atmete, es glänzte. Ein kleiner Wasserspiegel strahlte mich an.

Und ich folgte Mutters Blick von dem winzigen, scheibenrunden, glänzenden Wasserfleck auf die glänzende, riesige Bläue vor mir. Kinder kreischten am Seil, lagen auf dem Rücken, schlugen mit den Füßen. Weiß und sprühend rauschte es auf. Naßblanke Gesichter mit gelben Kappen tauchten prustend empor; Tante Gretchen, feuerrot und glänzend, winkte mit nassen Armen. Ein kleiner brauner, nackter Junge lief klatschend dicht vor uns über den festen, nassen Sand. Klapp, klapp. Spannenhoch, gläsern, grün, mit einem Silberperlenrand, glitt das Wellchen vorüber, lief aus im Sand, überspülte seine Füße. Kleine Steine lagen unter flutender Helle, weiße, bläuliche, rötliche.

»Möchtest du in die See?« fragte Mutter. Und während sie fragte, zog sie mir schon mein rotbuntes Kleidchen über den Kopf, streifte graue Schuhe und klare weiße Strümpfe ab. Mit einem leisen Schwindel spürte ich die Wärme, das Gleiten, das Scheuern des warmen Sandes an den nackten Sohlen, zwischen den Zehen.

Irgendwo kreischte ein Kind, entsetzt und maßlos. Ich drehte den Kopf fort und sah starr nach Tante Gretchen, die nun rauschend und ein bißchen schwerfällig aus dem Wasser kam, fremdartig, ohne die vielen Kleider, flammend und glänzend. Nun stand sie über mir. Schön roch sie, salzig wie Fische und so kühl. Ja, so roch es hier überall. Aber ich zitterte doch, als mein kleiner, heißer Körper plötzlich in ihren glatten Armen war. Und ich sah auf einmal Mutter an der kleinen Sandkaule knien, mit dem roten Lackeimerchen neben sich. Ihre Lippen hatten sich geöffnet, ihre Zähne waren zu sehen. Aber sie lachte nicht und sah mich ganz fest an.

Es rauschte um Tante Gretchens Füße, sie atmete ein bißchen schwer, stieß einen leisen Schrei aus: »Oh, die Steine!«

Ich sah hinunter. Und ich sah, daß die Bläue plötzlich grün war. Von einem tiefen, bläulichen, lichtflimmernden Grün. Und daß sie atmete wie eine Brust. Kühler als Schnee, lieblicher als Kornblumen wehte es zu mir empor. Es glänzte blendend in zitternd verlaufenden Ringen. Ganz nah waren bunte Kiesel, fein geharkter, seidiger Sand, als das kühle Atmen sich mir entgegenhob.

Jähes Entsetzen überkam mich. Ich wollte fortlaufen durch den Sand, durchs Gestrüpp, die Linden sehen, Minna, den Pregel! Schreien, laut schreien wie der Junge dahinten.

Todeskälte zerschnitt mich, Grauen, Versinken in Eiseskühle und weicher Feuchte, entsetzliche Angst, die mich in schnellendem Stoß wieder hochtrieb.

Und als mein kleiner nasser Kopf wieder emportauchte, gurgelnd in halbersticktem, in schallendes Lachen ausklingendem Schrei – ehe Tante Gretchens kräftige Arme mich hastig herauszogen, ehe ich auf den weichen Sand flog, in ein sonnengewärmtes Badetuch geschlagen und von Mutter auf der heißen, daunigen Wärme hin- und hergerollt wurde, bis ich nichts war als ein glühendes, kreischendes, zappelndes Bündelchen – ja, in diesem Augenblick sahen meine vom Salzwasser brennend klargespülten Augen über der flutenden Feuchte die Herrlichkeit von Blau und

18

aufstrahlendem Grün, von gleißendem Silber, von purpurnem
Saum. Sahen den strahlenden Sand am Ufer, die muschelrosige
Schwingung der Dünenküste, hinter silbrig grauem Glaskranz
weiches Moosgrün der Kiefernkronen, dunkelnde Erlen. Sah ich
– während meine kleinen Glieder zappelnd sich breiteten, das
Feuchte teilten und schoben, das mich schaukelnd trug – über mir
die flimmernde, vor Licht und Wärme bebende Unermeßlichkeit
des Sonnenhimmels. Fühlte mein kleiner, fast zerspringender
Körper einen Herzschlag lang die Wonne des Schöpfungsmor-
gens.

HERMANN SUDERMANN

Erstes Liebeserlebnis

Der meistgespielte Bühnenautor seiner Zeit wurde in Armut geboren: Hermann Sudermann kam am 30. September 1857 in Matziken, Kreis Heydekrug, zur Welt. Seine Kindheit war gezeichnet durch Not und Entbehrungen; manches davon schlug sich in seinen späteren Werken nieder, so in den meisterhaften »Litauischen Geschichten«, die bis heute eine große Lesergemeinde gefunden haben, auch mehrfach verfilmt und für das Fernsehen bearbeitet worden sind. Als Bühnenautor erlebte Sudermann einen raschen, steilen Aufstieg, dann aber auch harte, zum Teil wohl berechtigte Kritik, die ihn schließlich im Alter einsam werden ließ. Er starb am 21. November 1928. Sudermanns Haus in der Bettinastraße in Berlin-Grunewald ist heute noch Treffpunkt eines großen Kreises literarisch interessierter Menschen. Die folgende Erzählung ist ein Teil seiner Jugenderinnerungen an das »Paradies der Heimat«.

In die glückliche Zeit vor meinem Abitur fiel ein Erlebnis, das mich bis in die Grundfesten meines Wesens erschütterte.

Ein Freund unseres Hauses hatte ein Gut zu kaufen. Für sich oder einen anderen, das weiß ich nicht mehr genau. Und weil ich zu jener Zeit in meinem Heimatorte wohl gelitten war, so wunderte ich mich nicht, daß er eines Morgens vor unserer Türe hielt und mich aufforderte, ihn auf der Besichtigungsfahrt zu begleiten. Einen warmen Mantel müsse ich mitnehmen, denn wir würden wahrscheinlich den größten Teil der Nacht unterwegs sein.

Und so fuhren wir los.

Zwei, drei, vier Meilen, fünf Meilen – durch Gegenden, die ich gerade vom Hörensagen kannte und die mir so fremd erschienen, als lägen sie auf dem Monde.

Endlich, um die Vesperzeit, landeten wir auf einem Gutshof, stattlich, von tiefroten Scheunen und Stallungen umstanden, mit einem Herrenhause, dessen einstöckige Front in schneeweißer Gastlichkeit aus Weinspalieren hervorsah. Der Besitzer, ein älterer, breitbärtiger Recke, stand mit seinen Hunden zum Willkomm vor der Tür.

Und als die Männer sich die Hände geschüttelt hatten und mein Gönner einen abschätzenden Blick in die Runde schickte, der sein Wohlgefallen allzu lebendig verriet, da sagte der Hausherr mit spottendem Auflachen: »Sie denken wohl, daß *das* hier zum Verkaufe steht? Nee, mein Lieber, so 'n Schmuckkästchen kriegen Sie nicht in die Pfoten, aber hübsch ist das andere auch, nur brauchen wir noch eine Stunde um hinzukommen.«

»Wenn man seit neun Uhr früh auf dem Wagen huckt«, sagte mein Gönner, »ist das nicht sehr verlockend – für mich nicht und für den jungen Mann auch nicht.«

Doch darin irrte er sich. Ich würde bis ans Ende der Welt gefahren sein, so gierig war ich nach neuem Erleben.

»Der Jüngling kann ja hier bleiben«, sagte der Hausherr, mir die Hand reichend, »aber *Sie* müssen mit. Kommen Sie 'rein! Unterdessen kann angespannt werden.«

Damit schob er mich in einen halbdunklen Flur, in dem eine buntmiedrige junge Magd sich meines Mantels und meines Hutes bemächtigte. Er sagte ihr ein paar litauische Worte, worauf sie knicksend mich bat, ihr zu folgen.

Zuerst ging es eine Holztreppe hoch auf einen winkligen Bodenraum, in dem es nach Rauch und nach Mäusen roch, und dann in ein schmales, weißschimmerndes Zimmer, vor dessen

Fenster das grüne Gold sonnengetränkten Lindenlaubes sich aus-
spannte. Die junge Magd, deren rot- und blaudurchflochtene
Zöpfe sich wie eine Krone über der Stirn aufbauten, hängte Hut
und Mantel an die Tür und lächelte mich erwartungsvoll an.

»Was soll ich nun?« fragte ich.

»Zum Kaffee kommen«, erwiderte sie, und da sie bei meinem
Nähertreten ruhevoll stehenblieb, nahm ich sie rasch in den Arm
und küßte sie ab, wie sich's als Wegzoll gehört.

Unten tat ein lichtdurchfluteter Raum saalartig sich vor mir
auf. Der Samowar schickte wirbelndes Gewölk in den Bereich
der Sonnenbäder empor, und eine Frauenhand streckte sich mir
entgegen.

Die, zu der sie gehörte, stand dunkel und lichtumsponnen
zwischen der Sonne und mir. Drum sah ich fürs erste nichts von
ihr. Erst als sie sich den beiden Herren zuwandte, erkannte ich
ein noch ganz junges, längliches Gesichtchen, das ein Rahmen von
bräunlichen Schmachtlocken, wie aus lauter glitzernden Schlangen geflochten, bis zum Halse hinunter zierlich umgab. Und dann
sah ich ein Paar schmale, dunkle Schleieraugen, deren Schatten
sich bis gegen die Schläfe hinzogen und in denen beim Anblick
meiner junggrünen Hilflosigkeit ein Willkommen leutselig er-
blühte.

Es gab frische Waffeln, die sie uns mit einer Silberschippe selber auf die Teller legte, und hinterher einen Kümmel aus Mitau,
dessen Flaschenhals von dicken Zuckerkristallen blinkte.

Und dann wurde der Wagen gemeldet.

»Na – will der Jüngling nu mitfahren oder nicht?« fragte
der Hausherr.

»O Gott«, dachte ich, »wer hilft mir, daß ich hierbleiben
kann?« Aber es war keine Hilfe mehr nötig. Mein bloßes Zögern
hatte genügt.

»Na, schön«, sagte er, »dann leisten Sie meiner Frau solange Gesellschaft. Es wird sowieso ermüdend werden – das Kacheln über die Felder.«

Und so fuhren sie von dannen.

»Wir wollen ein bißchen in den Garten gehen«, sagte die Hausfrau, das Taschentuch einsteckend, mit dem sie dem Wagen nachgewinkt hatte.

Und das taten wir auch.

»Nun mußt du eine Unterhaltung beginnen«, ermahnte ich mich. Im Unterhaltungmachen war ich Meister – das wußte ich nicht bloß von den Tanzstunden her –, aber heute fiel mir nicht das mindeste ein.

Ein Glück war es, daß hinter dem Gutshause mitten in einem Grasrondell eine Banane stand, die ihre zerrissenen Blattwedel in die Lüfte streckte. Ich hatte gar nicht gewußt, daß eine so herrliche Tropenpflanze in unserem kalten Nordosten ihr Fortkommen findet, und das sagte ich ihr.

»Wir schneiden sie im Herbste ab«, erwiderte sie, »und legen den Wurzelstock in den Keller. Im Frühling lebt sie dann wieder auf, genauso wie die Menschen.«

Ich sagte, daß ich gerade im Winter ein doppeltes Leben führe.

»Ja, Sie vielleicht«, seufzte sie, »aber hier ist es sehr einsam.«

Und dann erzählte sie, daß sie auch einmal in Tilsit zur Schule gegangen sei und später sogar ein Jahr in Lausanne gelebt habe – wegen des höheren Schliffes.

»Aber jetzt brauche ich ihn nicht mehr«, fügte sie mit einem Achselzucken hinzu, »denn hier verbauert man doch.«

Nun hätte ich sie eigentlich trösten müssen, aber ich wagte es nicht. Je offener sie sich gab, desto beklommener wurde mir zumute. Es war, als ob ihr Zutrauen mir Klammern um die Seele legte und mir mit ängstlichen Mahnungen den Mund verschlösse.

Darum geriet das Gespräch auch allmählich wieder ins Stokken. Ich würgte und räusperte mich, aber, wie sehr ich auch suchte, nirgends fand sich ein Thema, es neu in Fluß zu bringen.

Ihre Schritte beschleunigten sich. Ich zottelte hinter ihr her wie ein Hündchen, und der Herzschlag saß mir im Halse; denn ich dachte, da ich doch nichts zu sagen wisse, lohne es ihr nicht mehr, höflich neben mir herzugehen.

Vor einem moorigen Wasserloch, um das herum Reste einer steinernen Einfassung verstreut lagen, machte sie halt.

»Hier hat sich einmal ein junges Dienstmädchen hineingestürzt«, sagte sie. »Finden Sie nicht auch, daß sie ganz klug getan hat?«

»Es kommt darauf an«, erwiderte ich. Gescheiteres fiel mir nicht ein. Und ich lachte blöde dazu.

Auch sie lachte. Lachte so hell, als ob ich einen sehr guten Witz gemacht hätte. Und dann ging sie weiter.

Vor uns lagen nun im Rotfeuer des beginnenden Abends die weithin sich erstreckenden Koppeln, auf denen Remonten und Jungvieh in bunten Rudeln sich jagten.

»Ach, wie ist das schön!« rief ich, um doch etwas zu sagen.

»Es kommt darauf an«, erwiderte sie – gerade so wie ich vorhin –, und ich dachte: »Jetzt verhöhnt sie dich schon.«

Dann machten wir kehrt und schritten dem Hause zu.

»Wäre diese Quälerei doch schon zu Ende!« dachte ich, während die Pausen des Gespräches sich dauernd verlängerten. Am liebsten wäre ich ihr davongelaufen, aber das ging wohl nicht an, und so trottete ich dümmlich neben ihr her und sah den Steinchen zu, die aus dem lockeren Kies vor mir hersprangen.

Es schien, als hätte sie meine Gefühle erraten, denn vor den Stufen der Gartenterrasse reichte sie mir abschiednehmend die

Hand und sagte: »Ich muß Sie nun allein lassen, denn ich habe für den Abendbrottisch zu sorgen, und inzwischen werden ja wohl auch die Herren da sein.«

Damit war ich abgedankt für immer, denn wenn erst die beiden Herren wieder auf dem Plane waren, sank ich von selber ins Nichts zurück.

So sehr ärgerte ich mich ob meines Stumpfsinns, daß ich am liebsten geweint und getobt hätte. Ich wanderte unablässig vom Garten zum Hofraum und vom Hofraum zum Garten zurück, wohl volle zwei Stunden lang, und rief von Zeit zu Zeit vor mich hin: »Ach, ist das schön, ist das schön!« Wenn mich aber einer gefragt hätte, was mir eigentlich so schön erschiene, so hätte ich nichts zu sagen gewußt.

Ein paar Hunde hatten sich angefunden und zogen treulich hinter mir her. Da ich ihre Namen nicht wußte, so gab ich ihnen irgendwelche, die mir gerade einfielen, und sie hörten auch auf diese.

Und plötzlich — es war schon fast dunkel geworden — da tobten sie von mir fort und durch das Gartentor einem Reiter entgegen, der im Galopp auf den Hof gesprengt kam. Ein halbwüchsiger Junge, der sich Sporen an die nackten Füße geschnallt hatte. Er wolle die gnädige Frau sprechen, sagte er einem der Hofleute, und als sie, von diesem gerufen, auf der Anfahrt erschien, berichtete er ihr, der Herr ließe sagen, man würde mit der Besichtigung heute nicht mehr fertig werden, und sie möchte Bettbezüge schikken und eine Flasche Rum zum Abendgrog.

Ein heißer Schreck durchrieselte mich. Wenn ich zum Abendessen mit ihr allein blieb, dann mußte die Qual des Nichtredenkönnens aufs neue zermalmend über mich herfallen. Ich umklammerte die Staketen des Gartenzauns, zwischen die ich meine Nase hindurchgequetscht hatte, um dem Schauplatz näher zu sein, und überlegte, ob ich sie nicht um ein Pferd bitten solle, damit ich, von dem Jungen geführt, den Herren nachreiten könne.

Aber da war sie auch schon fort – fort, ohne sich auch nur nach mir umgeschaut zu haben.

Und eine Weile später kam die Dienstmagd – dieselbe, die ich eben abgeküßt hatte –, reichte dem Jungen einen Packen aufs Pferd, und während er eilends davonritt, wandte sie sich dem Garten und der Stelle zu, wo ich hinter dem Zaune lauerte.

»Die jnedje Frau läßt zum Ambrot bitten«, flüsterte sie, die Augen nicht aufhebend, und ich schämte mich vor ihr, wie sie sich vor mir.

Als ich das Gartenzimmer betrat, war es schon so dämmerig geworden, daß ich die Gestalt der Herrin noch erkennen konnte.

Sie streckte mir die Hand entgegen und sagte, auf die Hänge-lampe weisend: »Ich fürchte, in dem Behälter wird kein Petro-leum sein, denn wir essen im Sommer immer bei Tageslicht. Wollen wir uns Lichter holen lassen oder im Dunkeln essen?«

»Im Dunkeln essen!« stieß ich hervor, denn so hoffte ich, meiner Befangenheit am ehesten Herr werden zu können.

»Na, gut«, sagte sie, »und wenn Sie den Mund nicht mehr finden können, dann melden Sie's nur, und dann werd ich Sie füttern.«

In mir jubelte es hell auf, denn wenn sie so zutraulich mit mir scherzte, dann konnte sie mich unmöglich verachten. Aber zu reden wußte ich darum immer noch nichts.

Und dann merkte ich, daß ich vor Hunger zitterte, denn ich hatte den ganzen Tag über noch nichts Rechtes gegessen. Sie legte mir die Hälften der jungen Hähnchen auf den Teller und einen Berg Salat dazu, den dicke Sahne fest zusammenhielt. Auch Rot-wein schenkte sie mir ein, von dem ich schon beim ersten Schluck einen heißen Kopf bekam.

Und plötzlich war die Lähmung fort. Lachend fragte ich sie, ob sie es mit einem so dummen Jungen noch länger aushalten wolle und was sie sich wohl gedacht habe, als ich heute nachmittag so blöde gewesen war.

»Das will ich Ihnen sagen«, erwiderte sie ganz ernst. »ich dachte, ich langweile Sie.«

»Sie – mich?« Ich schrie es beinahe. »Wie kamen Sie bloß auf eine solche Idee?«

»Die liegt doch sehr nahe«, erwiderte sie, »da ich ja nur eine Landpomeranze bin.«

»Sie sind die – Sie sind – Sie sind...«

Weiter kam ich nicht.

»Nicht doch«, unterbrach sie mein Stammeln und legte ihre Hand abwehrend auf die meine. »Lassen Sie nur die Schmeicheleien, ich glaube ja doch nicht daran.«

Das gab mir noch mehr Mut.

Noch nie im Leben sei mir eine Frau so gütig entgegengekommen, sagte ich, und noch nie im Leben hätte ich zu jemandem so viel Vertrauen in mir gefühlt. Ich hätte mir bisher nur nicht erlaubt, ihm Worte zu leihen. Und wenn sie es sich gefallen lassen wolle, so möchte ich ihr am liebsten mein ganzes Herz ausschütten.

»Tun Sie das nur«, sagte sie, sich in ihrem Stuhle zurücklehnend, »ich höre Ihnen gern zu.«

Da zerbrachen in mir die letzten Dämme. Was ich noch nie einem Menschen zu bekennen gewagt hatte, selbst meiner Mutter nicht, das mußte ich bedingungslos vor dieser Fremden ausschütten, von der ich kaum mehr als einen Schatten sah.

Ein Dichter wolle ich werden, ein Dichter, wie Goethe und Schiller. Aber da sich das nicht lernen lasse, so müsse ich irgendein gleichgültiges Brotstudium wählen. Und auch das sei so einfach nicht, denn Geld hätte ich nicht und würde es auch niemals bekommen. Wohl wolle ich mit Freuden hungern, aber um schließlich Lehrer zu werden, wovor ich ein Grauen hätte, lohne sich das ganze menschliche Leben nicht. Als Realschüler stünden mir auch nur die Naturwissenschaften und die neueren Sprachen offen. Zu Naturwissenschaften hätte ich wohl eine unbändige Lust, aber sie würden mich am Ende von meinem Dichterberufe so weit entfernen, daß ich den Rückweg nicht mehr fände. Und was die neueren Sprachen beträfe, so könnten sie mir gestohlen bleiben, aber sie gäben mir immerhin die Möglichkeit, mich mit den verschiedenen Literaturen zu beschäftigen, was mich der Dichterei wieder etwas näher brächte. Und darauf allein käme es an.

Das alles berichtete ich ihr und trank den schweren Rotwein dazu. Ein Schweigen entstand. Mein Atem ging schwer und stoßweise durch das Dunkel, und wenn ich ihn anhielt, dann konnte ich auch ihr Atmen hören.

»Also, so werden Sie Dichter«, sagte sie dann und stand auf.

»Wer sagt Ihnen«, rief ich, »daß ich je einer sein werde? Ein Wahnsinn ist es und nicht mehr. Nur ein einziger Trost bleibt mir, daß mir im Leben schon mancher Wahnsinn gelungen ist. Vielleicht wird es auch dieser einmal.«

»So hat jeder sein Wünschen«, sagte sie. »Sie möchten Dichter werden, und ich möchte ein Kindchen haben.«

»Bloß *Ihr* Wunsch ist nicht so vermessen«, erwiderte ich.

»Vielleicht doch«, seufzte sie und wandte sich der offenen Gartentür zu.

Nun sah ich im Dämmer der Sommernacht endlich wieder ihr Gesicht. Die feinen Nasenflügel bebten, und die weit gewordenen Schleieraugen starrten zu den Sternen empor. Dann kehrte sie sie lächelnd wieder der Erde zu.

»Ich werde die Erdbeeren an mich nehmen«, sagte sie, »und Sie nehmen den Wein; so können wir dann noch auf der Terrasse sitzen.«

Und das taten wir auch. Wir aßen die Erdbeeren, die gleichfalls in dicker Sahne steckten, und tranken den Wein dazu, der mir mit jedem Schlucke einen neuen Blutstrom durch die Adern goß. Meine Backen brannten, und durch den ganzen Körper hüpfte das Blut.

»Schwer wird Ihnen das Leben ja werden«, hörte ich meine neue Freundin sagen, »und am schwersten wohl durch Sie selber; aber das schadet nichts, denn die Frauen werden Sie gerne haben.«

Ich erschrak. Wann hätte je eine Frau mich gerne gehabt? Wann hätte ich je daran gedacht, daß eine Frau mich gern haben könnte?

Und das sagte ich ihr.

»Oder vorläufig die Mädchen«, gab sie lächelnd zur Antwort, »und davon haben Sie ja auch wohl schon die Beweise.«

Ich dachte an Klara Hornig, an Hedwig Tagmann, an Magda Tagmann, an Elise Koch und alle die anderen, die ich der Reihe nach geliebt hatte; aber ob ich je auf Gegenliebe gestoßen war — eine wirkliche und reelle Gegenliebe — wer konnte das wissen?

Und das sagte ich ihr auch.

Ein Schimmer von Rührung, den ich mehr fühlte, als ich ihn sah, hatte sich in ihren Zügen verfangen, während sie mich mit den wieder schmalen Schleieraugen von unten her prüfend betrachtete.

Und dann plötzlich schoß sie hoch.

»Ich habe Kopfweh«, sagte sie, »und muß mich zurückziehen. Ich werde dem Mädchen klingeln, daß sie Sie auf Ihr Zimmer führt. Gute Nacht.«

Ich saß da, als hätte ich einen Hieb erhalten. Kaum, daß ich die dargebotene Hand ergriff, die sich nach zuckendem Drucke rasch wieder zurückzog. Und dann war sie verschwunden.

Die blondgekrönte junge Magd kam mit einer Kerze in der Hand und stellte sich wartend in der offenen Glastür auf. Am liebsten wäre ich in den finsteren Garten hinuntergestürmt, um den heißen Überschwang meiner Seele dort zu kühlen, aber ich fand nicht den Mut dazu und folgte ihr gehorsam – die knarrende Holztreppe hoch – über den Estrich des Bodenraumes – in das Mansardenzimmer hinein, in dem eine verfangene Fledermaus, hier und da anstoßend, die lockere Tapete entlangglitt.

Die Magd stellte die Kerze auf den Tisch und ohne mich eines Blickes zu würdigen, machte sie sich daran, das geängstigte Tier zu verscheuchen.

Aber das Zimmer war zu schmal, als daß sie an mir vorbeigekonnt hätte, ohne mich leise zu streifen. Und als ich den lieben, vogelnestigen Duft, den diese Naturkinder an sich tragen, über mich hereinströmen fühlte, überfiel mich eine Art von Raserei. Halb besinnungslos riß ich sie an mich und bedeckte Wangen und Hals mit meinen Küssen. Sie wehrte sich verzweifelt, aber das tun sie immer, auch wenn sie im Innersten willig sind.

»Ich muß ja 'runter«, flüsterte sie bittend.

»Dann komm noch einmal«, bat nun auch ich.

Sie sagte nicht ja, sie sagte nicht nein, sie lachte nur hell auf und glitt dann zur Türe hinaus.

Kaum war sie fort, da packte mich die Reue.

Unwürdiger, der ich war! Nicht allein, daß ich das Gastrecht des fremden Hauses schmählich verletzte, auch an seiner Herrin, der Edlen, der Hohen, der Großmütigen, die mir ihr Vertrauen gegönnt und das meine gnädig empfangen hatte, war ich zum Frevler geworden.

Ich rannte umher wie ein Verrückter. Wenn die blonde Magd nun wirklich kam – würde ich die Kraft haben, sie ihrer Wege gehen zu heißen? Sicherlich nicht, denn jede Fiber in mir schrie nach ihr, schrie nach dem Erlöstsein, das sie dann brachte.

Bisweilen hielt ich an und lauschte. Nichts rührte sich mehr. Auch die letzten Lichter des Hauses schienen erloschen. Die Gartenseite wenigstens lag in Dunkel vergraben. – So auch der Wirtschaftsflügel, der sich dran schloß.

Und dann wanderte ich von neuem. Fledermaus und ich – wir durchmaßen den Raum um die Wette – hin und her – hin und her – ich weiß nicht, wie lange – stundenlang – Ewigkeiten lang.

»Nun kann sie nicht mehr kommen«, rief eine Stimme in mir voll schmerzenden Verzichts. Und eine andere rief dagegen: »Gott sei Dank, daß sie nun nicht mehr kommen kann.«

Aber trotzdem lauschte ich immer von neuem. Und immer von neuem rannte ich stampfend umher.

Und plötzlich – es mag gegen zwei Uhr gewesen sein –, da war es mir, als hörte ich tief unten ein leises Knarren der Treppe, das sich verstärkte und wieder einschlief.

Ich lauschte, aber nichts ließ sich hören, bis nach einer Weile, als ich schon längst wieder wanderte, das Knarren von neuem begann. Aber diesmal dauerte es länger und hörte erst auf, als es am oberen Treppenrande angelangt war.

Sie kam. Sie kam also doch noch!

»Verschließe die Tür«, rief es in mir, »damit der Tag nicht entweiht werde, der dir das Frauenideal geschenkt hat, das dich fortan durchs Leben geleiten soll!« Aber die Hand, die den Riegel vorschieben sollte, fand nicht die Kraft dazu.

Und dann war auch nichts mehr zu hören. Wie ertrunken in Nacht und Schweigen schien alles, was an Liebe und Sünde und Abenteuer gemahnte.

Eine Weile lauschte ich noch, das Ohr ans Schlüsselloch gedrückt, dann begann ich die Wanderung von neuem. Und die Fledermaus glitt immer an Wänden und Decken entlang.

Da, wie ich in der Gegend der Tür für einen Augenblick anhielt, war es mir, als hörte ich ein Rascheln draußen auf dem Estrich. Nicht lauter, als Mäuse rascheln, aber deutlich genug, um mich wissen zu lassen, daß ich hier oben nicht mehr allein war.

Ich riß die Türe auf. Da stand, keine fünf Schritte vor mir, eine Kerze in der Hand, mit finsteren Augen mich anstarrend – die Herrin des Hauses.

Mit einem Aufschrei fuhr ich zurück. Wie aus weiter Ferne hörte ich ihre Stimme hart und strafend, als sie sagte: »Wenn Sie die Nacht über spazierengehen wollen, warum ziehen Sie dann nicht wenigstens die Stiefel aus?... Ich hätte schon längst ein Mädchen zu Ihnen hinaufgeschickt, aber die schlafen alle im Wirtschaftshaus, darum bin ich schließlich selber gekommen.«

»Verzeihung«, stammelte ich, »das habe ich nicht bedacht.« Und dabei muß ich wohl eine sehr klägliche Armesündermiene gemacht haben, denn während der Schimmer eines begütigenden Lächelns über ihr Gesicht hinglitt, fuhr sie in weicherem Tone fort: »Nun, nun, es ist ja noch nicht Morgen. Und ausschlafen können wir immer noch. Aber nun gehen Sie auch wirklich zur Ruhe, lieber Junge.«

Wie ich sie die Worte »lieber Junge« sagen hörte, da löste sich plötzlich die Spannung, die süß und quälerisch, abirrend und ahnungsvoll, seit vielen Stunden mein Wesen beherrscht hatte. Ich warf mich auf einen der beiden Stühle, die vor dem Tische standen, barg den Kopf in den verschränkten Armen und weinte bitterlich.

Hinter mir hörte ich etwas wie das Schließen der Tür und hörte langsam sich nähernde Schritte. Dann fühlte ich eine Hand schwerlastend in meinem Haar und fühlte, wie heiße Tropfen auf meinen Nacken niedersanken.

O mein Gott! Auch sie weinte! Weinte um mich!

Und dann setzte sie sich neben mich auf den zweiten Stuhl, lehnte ihren Kopf an meinen Kopf, und über meine rechte Backe legte sich das duftige Buschwerk der gelösten Locken.

»Geben Sie acht«, sagte ich, immer noch schluchzend, »es ist eine Fledermaus im Zimmer.«

»Sie ist schon draußen«, gab sie zurück.

Und wie ich nun den Arm um ihren Nacken legte, da war es um uns geschehen...

Als ich am späten Morgen aus seliger Betäubung erwachte, sah ich die junge Magd mit verschämtem Lächeln in der offenen Türe stehen.

Da erst fiel mir ein, daß sie vielleicht immer noch hätte kommen können, und ein posthumer Schreck rieselte mir durchs Gebein.

»Die Herren sind wieder da«, hörte ich sie sagen, »und Sie möchten sich rasch anziehen. Es soll gleich gefahren werden.«

Ich kam herunter, von den beiden lachend begrüßt. Aber die Hausfrau ließ sich entschuldigen. Sie habe Kopfweh.

RUTH GEEDE

Unser Boot auf dem Oberteich

*Mitten im Ersten Weltkrieg, am 13. Februar 1916, wurde Ruth Geede in
Königsberg geboren. Schon in jungen Jahren erhielt sie den 1. und 2. Preis
im Dramenwettbewerb der Niederpreußischen Bühne und den Mundart-
Preis der Stadt Königsberg. Ihre plattdeutschen Erzählungen »De Leven-
struusz« und ihre Bücher »Die Pflugschar«, »Ohm Willem«, »Die Magd
Katrin« und »Die Nehrungsleute« fanden weite Verbreitung. Nach dem
Zweiten Weltkrieg veröffentlichte Ruth Geede Kinderbücher und einen
Kinderkalender. Sie lebt heute als freie Journalistin in Hamburg.*

Vaters stille und jahrzehntelang nie gestillte Leidenschaft war
das Angeln. Ich kann mich noch besinnen, daß damals, bevor wir
das Boot auf dem Königsberger Oberteich hatten, die sonntäglichen Spaziergänge immer irgendwie an einem Teich oder Fluß
endeten, wo Vater dann wie ein Jagdhund, der seine Beute aufgestöbert hatte, bei irgendeinem Angler stehenblieb und kiebitz-
te. Das hätte den friedlichen Petrijünger vielleicht nicht gestört,
denn viele Worte wurden nicht gewechselt, einer schwieg und der
andere redete auch nicht – aber da waren wir, eine durchaus nicht
leise oder rücksichtsvolle Kinderschar. Wir pfiffen auf Kalmus-
blättern und grapschten Poggen, schrien über die Blutegel, die an
unseren Knöcheln hingen, und veranstalteten mit Weidenruten
eine wilde Pseudoangelei im seichten Uferwasser, bis entweder
der Angler oder Vater resigniert den Rückzug antrat.

Im Herbst, wenn die Tage kürzer wurden und die Stunden

für einen längeren Ausflug nicht langten, war das nachmittägliche Ziel der Oberteich. Wir wurden dann auf fein ausstaffiert, denn es war ja Sonntag, und wir wohnten in der Stadt. Artig gingen wir an Vaters oder Mutters Hand zum Roßgärter Tor. Wir durften dann auch nicht, wie wir so gerne wollten, in die Schilf- und Binsenwildnis der damals noch wilden Ufer einbrechen, wir durften nicht Steinchen schmeißen und Mummeln pflücken. Der einzige Trost für diese sonntäglichen Nachmittagsspaziergänge, die für uns ein Alptraum waren – für Muttchen übrigens auch –, war dann der Apfelkuchen mit Schlagsahne auf der Oberteichterrasse.

Aber dann hatte Vater doch eines Tages ein paar verwilderte Winkel am Ufer aufgestöbert, so ein kleines Halbinselchen in Maraunenhof, wo ein paar Angler still vor sich hin schwiegen, und da durften wir dann auch hin. Natürlich mußten wir still sein, aber wir brauchten nicht so musterhaft artig spazieren zu gehen. Wir nahmen Bücher mit zum Schmökern, Brote zum Futtern, eine Thermosflasche mit Malzkaffee – und das alles war schon mehr Ausflug als Spaziergang. Vater, gewitzt von früheren Erlebnissen, pirschte im Alleingang zu den Anglern, und die Sonntage verliefen somit in beiderseitigem Frieden.

Eines Tages nun kam Vater nach Hause, es war ein Alltag und er hatte so gar nichts Festliches an sich – nichts ließ darauf schließen, was geschehen sollte. Auch als er nach Tisch den Vorschlag machte, noch ein bißchen zum Oberteich zu gehen, freuten wir uns höchstens darüber, daß wir die Schularbeiten auf den Abend verschieben konnten. Dann geschah etwas Seltsames. Hinter dem Roßgärter Tor schritt Vater auf den Eingang zu den Schrebergärten zu, öffnete ihn und ging mit einer Zielstrebigkeit einen verwinkelten Weg zwischen Zäunen und Hecken entlang, die auf sichere Ortskenntnis schließen ließ.

Wir sahen uns an: Sollte Vater etwa einen Schrebergarten…? Aber nein, nach etwa zehn Minuten Wanderung durch Gärten und Gärtchen verließen wir durch die Hintertür diese Schrebergartengemeinschaft, und damit wurde die Sache noch rätselhafter. Aber da war schon ein neues Tor, darüber stand etwas von »Angler-Club«, wir gingen hindurch, überquerten den Platz vor einem hölzernen Bootshaus und standen schließlich auf einem Holzsteg, an dem ein paar Boote dümpelten. Es waren keine Leihboote, das sah man gleich, es waren handfeste, schwere Anglerkähne, in denen Senken und Pricken lagen. Überall roch es nach Wasser, Teer und Fisch.

Ich weiß noch genau: Wir gingen bis zum dritten Pfahl, da wies Vater auf einen grüngestrichenen Kahn und sagte: »Das ist unser Boot!« Mutter sah besorgt in die Tiefe, aber da noch Eimer auf dem Grund des trüben Wassers zu erkennen waren, ließ sie uns toben.

Wir sprangen in das Boot, unter dessen Bodenbrettern es schwappte, und dann nahmen wir selig Besitz von unserem Kahn. Es war nicht das größte, nicht das breiteste, nicht das schönste Boot, aber es gehörte uns. Und es wurde zu einem Stückchen Paradies, das wir gegen nichts eintauschen mochten.

Wir lernten »Kahnchenfahren«, und die Blasen an den Händen störten uns überhaupt nicht. Wir ekelten uns nicht, die dicksten Tauwürmer zu grapschen – nachts geisterten wir mit blitzenden Taschenlampen wie Schatzsucher über die Wallhänge am Königstor –, drehten Brotkugelchen, besteckten Aalschnüre, fingen mit der Senke Flitzer, silbrige, blitzschnelle Fischchen, und waren auf den ersten selbstgeangelten Barsch stolzer als auf die schönste Eins in der Schule.

Das Boot führte uns in stille, verträumte Winkel, von dichten Schilfgürteln umsäumt, die vom Ufer aus niemals zu entdekken waren. In dieser Ziegelhöfer Wildnis konnte man sich wie in einem Dickicht verstecken. Schmale Wasserrinnen führten hinein, dann tat sich eine Blänke auf, mannshoch stand das Schilf wie eine Mauer ringsum. Wie fremdländische Orchideen leuchteten die Wasseriris, dottergelb und auch violett. Libellen, gläsern und zart, sirrten in der Luft. Ab und zu raschelte es im Schilf. Vielleicht war es ein Wasserhuhn, eine Ente oder ein anderes Getier. Und plötzlich sprang in der Blänke ein Fisch hoch, sein silberner Körper blitzte in der Sonne und verschwand dann wieder im Wasser, nur ein paar Wellenringe hinterlassend, die schwächer und schwächer wurden, bis das Wasser wieder still wie ein Spiegel war.

Wir beugten uns über den Bootsrand und bemühten uns, eine der blühenden Mummeln zu pflücken, aber es war, als hielte eine Hand sie von unten fest. Dann erzählte uns Mutter das Märchen vom Wassermann und den Seerosen. Die Stadt war so weit, obgleich nur einen Steinwurf von uns entfernt die Uferstraße vorbeiführte. So warm, so geborgen waren wir in unserem Versteck.

Wir eroberten den Teich wie ein fremdes Land, langsam, mit jedem Ruderschlag. Unheimlich war er uns an der Mauer, dort wo die Pricke keinen Grund mehr fand. Aber da raubten die großen Hechte; man konnte sehen, wie die kleinen Plötzen angstvoll aus dem Wasser stießen: wie ein silberner Strich ging das über die weite Wasserfläche.

Dagegen liebten wir den »kleinen Teich« hinter der Oberteichterrasse, den man erst nach der Durchfahrt unter der Straßenbrücke erreichte – wobei wir Huhu und Hallo schrien, das war ein herrliches Echo. Hier hingen die Trauerweiden tief ins Wasser, man war wie hinter einem grünseidenen Vorhang aus Schnüren verborgen. Dicke Freundschaft hatten wir mit den Schwänen geschlossen. Auf den Ruf: »Hans-Hans« kamen sie herbei und holten sich das Brot, das wir immer bei uns hatten. Manchmal wurden sie auch unverschämt und knabberten die Ruderdollen an. Auf der kleinen Insel neben dem Steg brütete meist ein Schwanenpaar, ungestört von Neugierigen, sozusagen unter dem Schutz der Angler.

Das Leben im Klub war geruhsam. Jeder dieser passionierten Petrijünger war ja ein Individualist, und das war wohltuend. Der Fang war manchmal schon beachtlich, es gab ganz schöne Burschen von Hechten und Karpfen, aber natürlich waren die, die mit Schnur und Pose abgegangen waren, die allergrößten. Ein Dreißigpfünder landete auch einmal in unserer Bratpfanne. Der Ehrlichkeit halber sei es gesagt: er war nicht an die Angel gegangen, sondern beim Abfischen des Teiches im Netz geblieben. Dieser gerissene, alte Bursche kannte wohl seine Pappenheimer und fiel auf keinen Angelhaken herein.

Mutter war skeptisch. Sie meinte, solch ein bemoostes Haupt – der Karpfen hatte einen breiten, dicken Rücken wie ein Mastferkel – müßte modderig schmecken. Aber er war zart und rosig und schmeckte beinahe wie Kalbfleisch.

Höhepunkt des Anglerjahres war das Preisangeln. Und es wird sich vielleicht noch einer der alten Petrijünger besinnen können, daß tatsächlich ein Dreißigpfünder ausgerechnet an diesem Tag an die Angel ging. In manchem anderen Jahr war dafür nur ein handgroßer Plötz die Königsbeute.

Das alles ist nun schon lange her. Unser Boot auf dem Oberteich versank in einer der Bombennächte, vielleicht trieben die Trümmer als Strandgut an, vielleicht vergrub es der Schlamm, wer weiß? Aber der Hecht wird wieder rauben, wenn der Herbst beginnt. Und die kleinen Plötzen werden ängstlich ihre silbernen Körperchen hochschnellen lassen, und die Enten werden aus dem Schilf hochgehen wie damals.

CHARLOTTE KEYSER

Die alten Postkutschen

Die weite, stille Stromlandschaft des Memeldeltas war die Welt der Schrift-
stellerin Charlotte Keyser, die am 2. Juli 1890 in Ruß, Kreis Heydekrug,
geboren wurde. Des Vaters Dampfer wiesen auf dem Strom und im Kuri-
schen Haff den russischen Flößern den Weg; die Russen wurden in östlicher
Gastfreundschaft empfangen und bewirtet. Viele Menschen ihrer Kindheit
leben als Gestalten der Erzählungen und Romane weiter, die Charlotte
Keyser in Jahrzehnten niederschrieb und die bis in unsere Tage ihren Le-
serkreis finden; so geht der große Familienroman »Und immer neue Tage«
(Verlag Gräfe und Unzer) jetzt bereits ins 90. Tausend. Die Schriftstellerin,
bis zu ihrer Pensionierung im Schuldienst tätig, wurde mit dem Herder-Preis
und dem Kulturpreis der Landsmannschaft Ostpreußen ausgezeichnet. Eine
späte Freundschaft verband sie mit Agnes Miegel, die ihr im Tode voraus-
ging. Charlotte Keyser beherrschte die »Sprache des Herzens«, das Platt-
deutsch ihrer engeren Heimat, wie kaum ein anderer und hat die schönsten
memelländischen Lieder in dem Bändchen »Bi ons to Hus« für die Nachwelt
aufgezeichnet. Nach der Vertreibung lebte sie in Oldenburg i. O. und starb
dort am 23. September 1966.

Fern, sehr fern ist die Zeit beschaulicher Romantik, da noch die
gelbe Postkutsche mit in das Landschaftsbild gehörte. Für uns, die
wir jener Zeit entrückt sind, webt ein stiller Zauber um die gelbe
Kutsche und den Postillion mit seinem Horngebläse. Es ist aber
sehr wahrscheinlich, daß die Reisenden jener vergangenen Tage
weit weniger diesen Hauch von Poesie empfanden, da die uneben-
nen Landstraßen und die oft mangelhafte Federung der hochge-

bauten Karossen sehr ihre Tücken hatten. Als die guten Postkutschen zu altern anfingen, verblaßten die freundlichen Bilder mehr und mehr, und als sich diese Ära ihrem Ende zuneigte, war der letzte Schimmer von Romantik gewichen.

Gerade während meiner Kindertage brach die Zeit an, in der die alten Postkutschen in dieses letzte Stadium rückten. Man wußte es, wenn sie hingingen, würde es keinen Ersatz mehr geben, denn ihre Art starb aus. Doch leisteten sie in jenen Tagen noch unermüdlich treue Dienste, selbst dann noch, als sie schon recht lahm in den allerletzten Zügen lagen.

Die Posthalterei in Ruß hatte der alte Lorenz. Wer kannte ihn nicht und wer schätzte nicht seine originelle, stets erheiternde Art? In der vielbesuchten Gaststube des Patzkerschen Hotels hing noch viele Jahre nach seinem Tode über dem schwarzen Ledersofa, da wo er immer gesessen, das in Öl gemalte Porträt dieses allertreuesten Stammkunden, der diese Würdigung als braver Großtrinker und bester Stimmungsmacher wohl verdiente. Wenn der alte Lorenz mit der ganzen Behäbigkeit seiner Körperfülle in besonnter Ruhe auf der Bank vor seinem Hause thronte, konnte er die Straße bis hinunter zum Atmathstrom überblicken und den täglichen Start und die Wiederkehr der Postkutschen verfolgen. Da gab es unter diesen mächtigen gelb oder braun gestrichenen Dingern erste, zweite und dritte Garnituren, ganz ihrem ehrwürdigen Alter nach abgestuft. Glücklich konnte sich jedenfalls derjenige preisen, der für seine Fahrt zur Bahnstation Heydekrug die erste Garnitur erwischte.

Wenn die alten Kutschen hätten reden können, oh, sie hätten von manchem heiteren Spuk, aber auch von manchem ärgerlichen Abenteuer berichtet. Jedenfalls wußten der alte Lorenz und später auch sein Sohn ein Liedchen davon zu singen, galt es doch, manch einen Strauß mit diesem oder jenem rabiaten Kutscher auszufechten. Das Wohl und Wehe der gelben und brauner Wagen und vor allem auch ihrer Insassen hing ja letzten Endes von der Gut- oder Böswilligkeit dieser oft recht merkwürdigen Gesellen ab.

»Donnerschock!« fluchte da manch einer, »diese Kerls haben's faustdick hinter den Ohren. Ganz schauderhafte Kujone sind das!«

Ja, wenn alle so gewesen wären wie der alte Trudrung, der noch nach ehrwürdigem Brauch die blaue Uniform und den Postillionshut trug und bei der Abfahrt und auf jeder Station noch in das Horn stieß, oder wie der lange Wilhelm, der sein Nachfolger wurde – ja, wenn sie alle so gewesen wären, gerade und ehrlich! Aber später gab's da allerhand untüchtige Leute, Banditen, hinter deren Schliche der biedere Posthalter erst ganz allmählich kam. Von dem einen hieß es, daß er zu dumm war, daß er nach der entgegengesetzten Richtung fuhr, wenn er nach Heydekrug sollte. Das war jedoch nicht das Schlimmste, denn das ließ sich verhindern. Katastrophal aber wurde es, wenn diese »schauderhaften Kujone« mit den bedauernswerten Reisenden ein richtiges Theater aufführten. In Seelenruhe vollführten sie ihren Plan und ließen sich von niemandem imponieren. Was konnte »dat Herrke« schon tun, wenn sie erst mit ihrer Kutsche außer Reichweite waren, und wer konnte ihnen etwas nachweisen? Man sah sich natürlich recht genau die Leute an, die man da fortkutschierte. Mit den Einheimischen konnte man keinen Spuk treiben, aber die Fremden konnte man getrost hochnehmen.

Hatten die Postkutschen mit der Fähre den Atmathstrom überquert, ging der böse Zauber los; dann kam es vor, daß einer dieser zweifelhaften Burschen den bestürzten Reisenden erklärte, daß noch einmal derselbe Betrag gezahlt werden müßte, wenn er weiterfahren sollte. Der verschlagene Lümmel entschloß sich erst dann zur Weiterfahrt, wenn ihm seine Erpressung geglückt war. Oder diese Kutscher hatten mit Inbrunst Vorsorge getroffen, daß unterwegs ein Rad losging. Rad- und ratlos saßen dann die Reisenden da, gequält von der Angst, nicht mehr rechtzeitig die Bahnstation zu erreichen. »Aussteigen!« hieß es dann – aussteigen und mithelfen! –, der arme Kutscher konnte sich ja nicht allein damit befassen, aber für seine Bereitwilligkeit durfte er ein gutes Trinkgeld fordern. Für Geld und gute Worte konnte er sich schließlich herablassen, mitanzufassen.

Wenn die geschröpften Reisenden dann noch das Pech hatten, mit der dritten Garnitur fahren zu müssen, bei der das rote Plüschpolster durch die schon verstauchte Federung bald hoch, bald tief ging, so gelangten sie fast seekrank nach Heydekrug und erreichten mitunter nicht einmal ihr Ziel, weil der Zug ihnen an der Nase vorübersauste. Der so beflissene Kutscher konnte sich zu alledem jedoch nur mit einem hilflosen Achselzucken äußern.

Aber es gibt ja eine ausgleichende Gerechtigkeit, und der Krug geht so lange zu Wasser, bis er bricht. So kamen die Heldentaten dieser jungen Burschen doch allmählich ans Licht, und sie flogen für alle Zeiten von ihrem Herrschersitz auf hohem Kutschbock.

Zu besonderen Gelegenheiten konnte man auch privat eine der großen Kutschen oder einen anderen Wagen mieten; für größere Ausflüge gab es aber etwas ganz Besonderes. Da besaß der alte Lorenz ein seltsames Juwel aus grauer Vorzeit, die sogenannte »Journaliere«. Diese Journaliere war ein Wagen von riesenhaften Ausmaßen, der fünf breite Sitze hatte, die hintereinander stufenartig anstiegen, so wie die Reihen eines Theaterranges. Diese Arche konnte nur von vier Pferden in Schwung gebracht werden, und wer einmal Gelegenheit hatte, eine solche Fahrt mitzumachen, dem wird sie sich unauslöschlich eingeprägt haben, besonders, wenn er auf hohem »Olymp« in der hintersten Reihe thronte.

Die gelben und braunen Postkutschen taten auch im Winter ihren Dienst; nur bei hohem Schnee wurden sie durch Schlitten ersetzt. Kritisch wurden die Fahrten zwischen Heydekrug und Ruß jedoch erst, wenn Eisgang, Schaktarp und Überschwemmung einsetzten; dann wurden die Kutschen in Atmath und Heydekrug stationiert. Zwischen diesen beiden Polen lagen die niedrige und die sogenannte hohe Chaussee. Die niedrige Chaussee war bei schwerem Eisgang oft voller Eistrümmer, die zur Durchfahrt der Kutschen erst weggeräumt werden mußten. Es existierte sogar eine photographische Aufnahme von einer solchen kritischen Fahrt: die Postkutsche zwischen Eisbergen schaukelnd. Während der Überschwemmung wurde die Strecke zwischen den beiden Chausseen mit Kähnen zurückgelegt; auf der hohen Chaussee nahm dann die Kutsche Personen und Postsachen in Empfang.

Nicht weniger schwierig, ja gefahrvoll war während des Schaktarps das Übersetzen mit Kähnen auf dem Atmathstrom. Da hatte dann der junge Lorenz, ein breitschultriger, stattlicher Mann, das Kommando. Mit Hilfe starker, wetterhafter Männer, alle in hohen Wasserstiefeln, die bis zum Leib reichten, wurde das Eisboot – ein Handkahn mit flachem Boden, der außen mit Eisenschienen versehen war – durch die Schollen geschoben. Sobald der Kahn offenes Wasser erreichte, sprangen die Männer hinein und arbeiteten sich mit Hilfe von Rudern weiter durch das Gemenge von Wasser und Eis, in einem ständigen Wechsel von raus und rein. Da hätten der junge Lorenz und manch einer seiner Männer für unentwegtes Durchhalten eine Medaille verdient. Jedenfalls wird in der Erinnerung mancher alte Russer, der eine solche Stromfahrt mitgemacht hat, mit aller Hochachtung jener Männer gedenken.

An ein ganz besonderes Ereignis wird sich jedenfalls mancher erinnern. Da sah man nämlich eines Tages die größte und beste der alten Postkutschen im Schmuck reicher Blumengewinde ihren gewohnten Reiseweg antreten. Es war dies ihre letzte Fahrt. Ein neuer Zeitabschnitt war angebrochen, das Auto beherrschte die Verkehrsstraßen und nahm den alten Kutschen das Lebensrecht. Es gab auch keine Fähre mehr, sondern eine große eiserne Brücke führte über den Atmathstrom.

Zu guter Letzt erfuhr diese Königin der drei alten Kutschen noch im wahrsten Sinne des Wortes eine tiefe Erniedrigung. Sie wurde nämlich von ihrem hohen Rädergestell gelöst und als Hühnerstall in den Lorenzschen Hof gesetzt. Dort träumte sie über gackernden Hühnern und einem krähenden Hahn von der längst verklungenen Musik ihrer rollenden Räder und von den bunten Bildern einer fernen Vergangenheit.

HANSGEORG BUCHHOLTZ

Sonntagmorgen im Nehrungsdorf

Am 25. Juni 1899 wurde Hansgeorg Buchholtz als Sohn ostpreußischer
Eltern in Mühlhausen (Elsaß) geboren. Seine Kindheit und Jugend verlebte
er in Masuren. Er war als Lehrer, schließlich als Rektor und Schulrat tätig.
Seine bekanntesten Werke: »Der Markt zu Heckenbruch«, »Dorf unter der
Düne«, »Der Dobnik«, »Fremder, bist du mein Bruder«. Hansgeorg Buch-
holtz wurde mit dem Jugendbuchpreis der Künstlergilde Eßlingen und mit
dem Kulturpreis der Landsmannschaft Ostpreußen ausgezeichnet; er lebt
heute in der Nähe von Hamburg.

Die Sonne stieg gerade über dem Haff hoch, als Frieda Münsterberg leise die Haustür öffnete und vorsichtig sich aus dem Tür-
spalt bog. Es war alles still. Die drei Kiefern am Gartenzaun
ragten dunkelgrün erglänzend in einen mattblauen, makellosen
Morgenhimmel. Die Labkräuter von der Wiese und der hohe
Wald sandten süßen Duft. Über das Haff, das unmittelbar vor
dem Hausgiebel lag, ergoß sich die Flut des neuen Lichts, daß sein
regloser Spiegel wie von Perlmutt überhaucht schien. Das Mädchen spähte zu den grünrahmigen Fenstern hin. Aber sie waren
noch geschlossen. Die grauen Leinenvorhänge waren noch fest
zugezogen. Die Tür des kleinen Stalles gegenüber war noch ver-
riegelt. Frieda lächelte befriedigt und stieß die Haustür nun ganz
auf. Wortlos umhalste sie den Mann, der im Hausflur wartend
hinter ihr gestanden hatte, ehe sie ihn hinausdrängte. Dann sah
sie ihm nach, wie er zum Haff hinunterging, in das schwarze Boot

45

stieg und es lautlos mit der Stange in die schillernde Weite hinein-
trieb, geradewegs hinein in den blendenden Glanz, der um die
große goldene Sonnenscheibe flammte. Ihr Gesicht war gerötet.
Ihr krauses, hellblondes Haar gelöst. Die kühle Morgenluft durch-
wehte ihr Hemd und ließ sie am ganzen Körper erschauern.

In der Stube hörte sie Geräusche. Sie erschrak und warf sich
das Kleid über, das sie bereitgehalten hatte. Sie trat auf den Hof
hinaus und holte tief Luft. Der Sand war kühl und feucht vom
Tau. Nun stand der Vater in der Tür, der Fischer Emil Münsterberg. »Ein schöner Morgen«, knurrte er und reckte die große
Gestalt. »Fast zu schade für einen Sonntag!« Die Tochter nickte.
Sie riß hastig die Stalltür auf. Der dumpfe, warme Brodem schlug
ihr entgegen. Blanke, die Kuh, brummte ihren Morgengruß und
der Fuchs scharrte heftig.

Der Fischer stand hemdärmlig, die Hände in den Hosen-
taschen, neben der Pumpe. Er ließ die hellen grauen Augen prüfend zum Himmel gehen und scharf hinaus aufs Wasser und
dann wieder zu seiner Tochter hin, die die Tränkeimer zu füllen
begann.

»Heute hättest du uns schon länger Ruhe lassen können!
Wenn man die ganze Woche hindurch Tag und Nacht auf See ist,
kann man die Sonne am Sonntag wohl verschlafen. Aber in letzter Zeit kommst du ja immer früher heraus.«

»Ich war doch so leise, Vater«, sagte die Tochter. Der Fischer
antwortete nichts Er sah schräg über den Hof hin aufs Haff hinaus, wo ein kleines Boot schwarz im Dunst der Frühe unter-
tauchte. Das Mädchen wandte sich heftig seiner Arbeit zu.

Und nun erwachte das Dorf, das mit seinen kleinen weißen
Häusern im Dünenbogen am Haff lag. Auf allen Höfen wurde
es lebendig. Die Schornsteine begannen zu rauchen. Beim Kaufmann wurden die Läden von Tür und Fenster entfernt. Die Früh-

aufsteher unter den Sommergästen waren zum Strande unterwegs oder liefen mit Einkaufstaschen dem Laden zu, der mit dem ersten Geläut der Glocke der kleinen roten Kirche seine Pforten wieder schließen würde.

Die Räuchergruben lagen heute schwarz und tot oder mit alten Lumpen zugedeckt neben den Häusern. An den Stangen auf den Höfen hingen heute keine Flundern zum Trocknen. Aber an der langen Haffmole legte schon der erste Frühdampfer mit Ausflüglern aus der Stadt an. »Eintagsfliegen« nannte die Gulbiessche diese Art Strandbesucher. Die Alte lebte in der Hauptsache von ihnen, die zu den bedeutendsten Abnehmern ihrer Räucherflundern gehörten.

Die Gulbiessche war auch schon auf dem Posten. Sie nahm gerade am Molenplatz ihren Stand ein. »Wer war es?« brummte sie, während sie die Körbe mit den Flundern von der Schiebkarre hob und die Waage herrichtete. »Das war kein Hiesiger, aber auch kein Badegast.«

Nein, das hätte sie gesehen. Der junge Mensch war ihr fremd. Die Gulbiessche kuschelte sich auf ihren Schemel. Sie versank ganz in ihren unförmigen Röcken. Nur ihr großes gerötetes Gesicht sah über die Körbe und Kisten und die Waage hinweg. Wer war bei der Münsterbergtochter gewesen? Die Alte hatte Zeit genug zum Nachdenken; denn so früh am Tage ging ihr Geschäft noch nicht. Wie sie ihn umhalst hatte! Sie konnte ja nicht ahnen, daß die Gulbiessche gerade den Sandweg entlangkarrte. Ob der alte Emil von diesen Geschichten etwas wußte? Gemeint war der Fischer Münsterberg. Ob er sich ärgern würde, wenn es herauskam? Die Gulbiessche hatte plötzlich aus der Tiefe ihrer Röcke eine kleine, grau emaillierte Kanne hervorgezaubert, die ganz die Form einer Flasche besaß. Sie nahm einen tüchtigen Schluck daraus und fuhr sich dann mit dem Rücken ihrer großen braunen Hand befriedigt über den bärtigen Mund. Es war keineswegs Kaffee, was sie da trank. Aber sie nahm es nur gegen die Morgenkälte...

Sie wurde allerdings gleich wieder aufgestört. Es war die Frau vom Juppin, eine kleine dunkelhaarige Person, die hastig auf sie zueilte, zögernd gefolgt von einem jungen Paar, das mit dem frühen Dampfer gekommen sein mußte. »Gulbiessche, du hast doch noch nicht vermietet? Zwei Zimmer brauchen die Herrschaften.«

Die Alte besah sich das schüchtern herantretende Pärchen. »Zwei Zimmer«, brummte sie. »Ich denke, für die wäre eines noch zu groß... Die Veranda und die Kammer daneben«, sagte sie dann laut. »Wie die Herrschaften sich darin dann einrichten wollen, das ist ihre Angelegenheit.« Sie hatte ihren schlechten Tag heute und drehte sich mürrisch wieder ab. »Schließlich kriecht Ihr ja doch zusammen«, knurrte sie unverständlich und mehr zu den Einschlagpapieren gewandt, die ein Windstoß durcheinandergebracht hatte.

Die Sonne stieg höher. Der Himmel blieb wolkenlos. Das Haff lag wie ein blauer Spiegel vor den weiß leuchtenden, hohen Wanderdünen. In der Dorfbucht auf den schwarzen Kurenkähnen drehten sich die bunten Wimpel im leichten Wind. Jenseits des schmalen Nehrungsstreifens hinter dem Wald rollte die See blau aus dem Unendlichen heran. Durchsichtig, gläsern brachen sich die Brandungswellen, hoben ihren weißen Gischt aufschäumend oder leckten mit blitzenden Zungen weit über den weißen Vorstrand, auf dem sich jetzt das bunte Treiben des Badelebens zwischen Sandburgen und Sonnensegeln zu entwickeln begann.

An seinen schwarzen Kutter gelehnt, der wie die anderen Seeboote auf den halben Strand heraufgezogen war, stand der Fischer Münsterberg und prüfte den Wellengang und den Horizontring draußen, denn sie wollten am Nachmittag ausfahren.

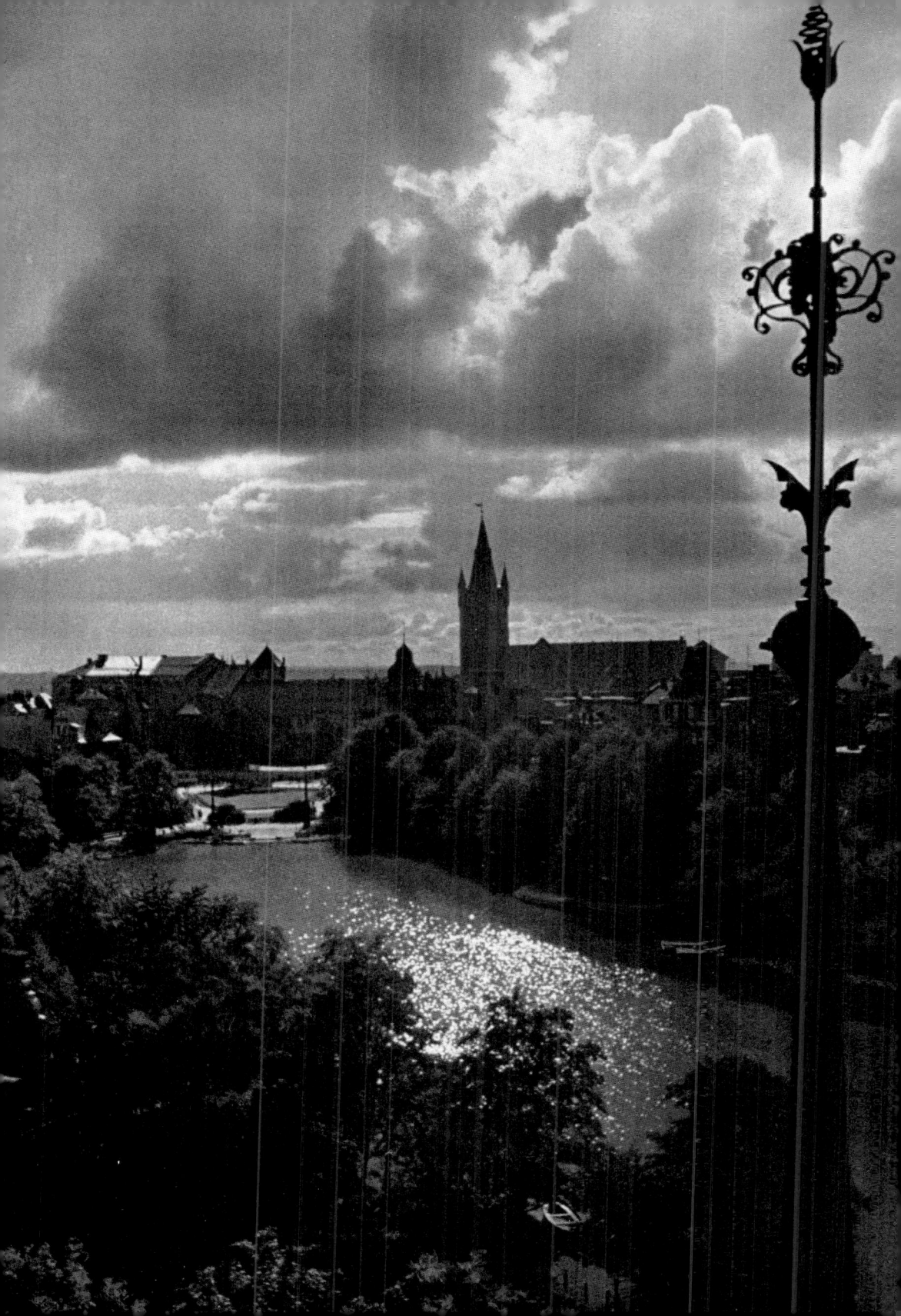

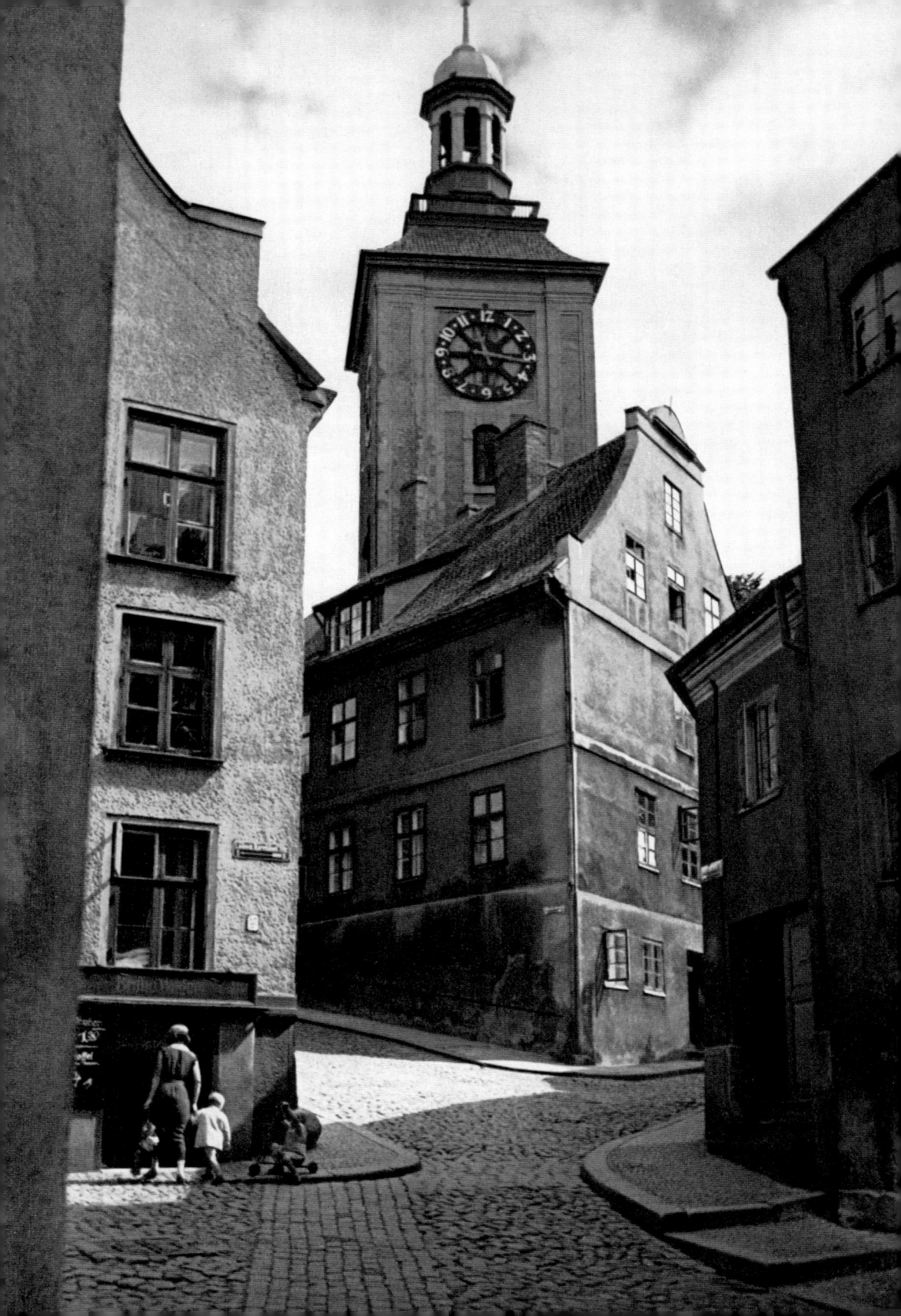

HEINZ PANKA

Die Abbitte

Im südlichen Ostpreußen, in der Kreisstadt Osterode, wurde Heinz Panka am 8. Dezember 1915 geboren. Nach dem Studium promovierte er zum Dr. jur. Panka ist einer der Stillen im Lande; sein schriftstellerisches Werk ist gering an Umfang, aber stark an Gehalt, und es ist lebensnah, mit einem feinen Gespür für die Menschen und ihre Besonderheiten geschrieben. Aus seiner Feder stammen die Romane »An Liebe ist nicht zu denken« und »Ein Windhund«, ferner Erzählungen unter dem Titel »Auf der Brücke«. Dr. Heinz Panka lebt heute in Hamburg.

Gegrinst haben wir alle, laut, breit und hähä. Frau Schwind. Mutter Schwind. Die gute, alte Frau Schwind.

»Eine Schlampe ist sie«, sagte mein Vater. »Sechs Röcke übereinander, einer schmuddliger als der andere. Und ein Mundwerk wie ein ausgefranster Strauchbesen. Die braucht doch nur über die Straße zu laufen, schon hat sie was aufgegabelt, und das wird dann fein ausgebreitet, verstreut wie frischer Stallmist.«

Erichs Schwester hatte Mutter Schwind mit dem jungen Preiß gesehen. Und wohin gingen sie? – Zum Wald. »Am Abend, im Sommer, zum Wald!«

Das halbe Dorf wußte es schon am nächsten Morgen. »Aber ich will nuscht gesagt haben. Mich geht das nuscht an.«

Erichs Schwester ließ sich tagelang nicht im Dorfe blicken, dann nur mit gesenktem Kopf, als sei In-den-Wald-Gehen etwas Schlimmes. Erich ging das zwar auch nuscht an. Und mit seiner

51

Schwester lebte er in ständigem Kleinkrieg, weil sie ihn immer zurückholte, mittags, wenn er sich vom Essenstisch davonschleichen wollte. Sie spielte mit ihm Katz und Maus, ließ ihn fast entkommen, um ihn dann, im letzten Augenblick, mit lässigem Tatzenhieb in den Stall zu wischen zum Rübenschneiden, oder hinaus zum Unkrautjäten, Netzeflicken und ähnlichen Unannehmlichkeiten.

Aber nun kam es ihm recht. »Diese olle Zicke!« Womit er Mutter Schwind meinte. Und er war es bestimmt nicht gewesen. Der Lutat vielleicht oder der Kemsies oder der Berg.

Wir kamen vom Baden, lärmend, hungrig und tatenfroh. Stambrau war noch dabei. Auch Zander, den wir wegen seiner roten Nase Schnapser nannten. Sein Vater trank furchtbar.

Mutter Schwind stand am Wege und ließ ihre Geiß das schon dürre Gras abweiden. Heiner Witt muß die Ähnlichkeit aufgefallen sein.

»Ihr verfluchten Lorbasse! Wer hat das gesagt? Wer hat da gesagt: Hier weidet eine Ziege die andere Ziege?« Gegen unseren Lehrer waren wir in der Minderheit und die schwächere Partei. Drohend wuchs seine schwere Gestalt zwischen den Bänken, wuchs gewaltig über uns, verdunkelte noch die Klassenfenster, glich jetzt ganz Moses in unserem Religionsbuch, wie er aus Zorn über das gleichfalls verfluchte Volk Israel die Gesetzestafeln zerschmetterte; während wir, den Kopf eingezogen, die Schultern eng, nach oben schielten.

»Rudat!« – »Ich nich.«

»Kemsies!« – »Ich nich.«

»Ich nich, ich nich.« Er äffte uns in unpädagogischer Weise nach. »Aufstehn, wer noch dabei war. Wird's bald! Aufstehn! – Aufstehn!«

Zögernd, hier ein Licht, da ein Licht, rutschten die Gelichter seitlich von den Bänken. Nur Heiner Witt blieb sitzen. Sein Blick schien auf den Pultdeckel genagelt, oder er war so erschrocken über diesen Vorwurf, daß er alles um sich vergaß. Aber auch wir anderen, lauter farblos erstaunte ›Nein-so-was‹ und ›Ich-hab-nuscht-getan‹-Gesichter.

»Niemand also.« Moses stand wieder am Katheder. »Wollt ihr damit sagen, meine lieben jungen Freunde« – und jetzt zischte seine Stimme wie sein Rohrstock –, »die gute alte Frau Schwind hat gelogen?«

Nein, das wollten wir nicht. Bewahre, wie kam er darauf? Und gleich gelogen! Heiner Witt ist sitzengeblieben. Was hat er vor? Muß doch bald Pause sein. Wärst auch sitzengeblieben. Verflucht, hat er gesagt. Siehst, die Großen...

»Ihr werdet zugeben, meine lieben jungen Freunde...«, eitel Wohlwollen füllte wieder verdächtig seine Stimme, »...daß solch naturkundliche Vergleiche meiner Erziehungsarbeit ein schlechtes Zeugnis ablegen. Aber es wird mir jeder von euch« – er zog sein Notizbuch –, »jeder...«

In der Pause standen wir in der Ecke des Schulhofes beisammen. »Ich mich entschuldigen? Bei der? Nie!«

»Aber er hat dich aufgeschrieben.«

»Witt, du Feiger!«

»Hau ab, du Feiger!«

»Jungens!«

»Hau ab!«

Heiner Witt, erst froh, der Strafe entronnen zu sein, nun doppelt bemüht, lieber voran unter Sündern zu sterben, als allein und in Unschuld ewig zu leben: »Jungens, ich weiß was.«

»Was du schon weißt!«

»Jungens, da kann er uns gar nuscht. Gar nuscht.«

Am Sonntag, die Sonne verbarg sich noch hinter schubbrigem Grau, vom Haff blies ein frühherbstlicher Wind. Kurt Stambrau, in seinem guten Anzug, ein weißes Taschentuch in der Brusttasche, marschierte mutig und einsam zum kalkverputzten, rohrgedeckten Häuschen der alten Schwind. Er klopfte, wartete und klopfte wieder. »Ich bin's, Frau Schwind. – Ja, ich, der Kurt vom Stambrau. Ich möchte Ihnen sprechen, Frau Schwind!«

Eine Weile geschah nichts. Dann wurde die Tür einen Spalt breit geöffnet und weiter. Mutter Schwind schob ihren ungekämmten Habichtskopf über die Schwelle. Über das Nachthemd hatte sie einen Mantel gezogen.

Kurt mit Kratzfußverbeugung: »Frau Schwind, ich komme vom Lehrer und von Hause.«

»Vom Lehrer und von Hause.« Ihr mißvergnügtes Gesicht hellte sich auf, und sie musterte ihn wie einen angeleimten Vogel.

»Auch von mir, Frau Schwind.« Er verbesserte sich gleich. »Und ich wollt mir entschuldigen, für das, was wir gesagt haben. Und es tut mir leid.«

»Sieh an.« Sie nickte. »Auf einmal tut es dir leid. Wer das glaubt. Dann jeh man.« So früh fiel ihr nichts Rechtes ein. »Jeh man! Einen feinen Sohn haben deine Eltern.«

»Ja, ja. Einen feinen Sohn.« Und er strahlte noch, als sie die Tür längst geschlossen hatte. Bei Riemers Garten stieß er auf Rudi Berg. Der hatte kein weißes Taschentuch im Sonntagsanzug. Dafür zierte seine Hose ein vernähter Riß von Ostern, als er mit Hindernissen Kätzchen geklaut hatte.

Rudi zögerte, ehe er klopfte. »Ich bin's, Frau Schwind... Der Rudi.« Und er zog an seiner Jacke. »Ja, ich.«

»Du also auch!«

»Ja, Frau Schwind, leider.« In Demut hielt er den Kopf gesenkt. »Und daher möcht ich mir entschuldigen wegen der zwei

Ziegen, die wir nicht sagen durften, wegen der einen. Es war nicht so gemeint. Ich hab das eingesehen.«

Sie hatte den Mantel nur umgehängt, hielt ihn über der Brust zusammen. »Das hat aber lange gedauert.«

»Leider, Frau Schwind. Aber es soll mir eine Lehre sein. Und wenn Sie mir verzeihen möchten, daher.«

»Ja, ja.« Sie rieb sich die Augen. Der Wind trug ihre Worte zu uns. Wir hockten wie die reisefertigen Schwälbchen, gedeckt von Stachel- und Johannisbeersträuchern, hinter Riemers Vorgartenzaun, zwölf Stück. Heiner Witt war auch dabei, lag nach Indianerart auf dem Boden und spähte zwischen den Gräsern um die Ecke.

Schnapser war der Nächste. Sein Haar klebte ölig, eine rote Schleife scheuerte an seinem Hals; aber wer Abbitte tut, muß das auch äußerlich zeigen.

»Frau Schwind! ... Frau Schwind!« Er bullerte. »Wegen der beiden Ziegen komme ich! Ja, wegen der beiden Ziegen. Guten Tag! Und wenn Sie mir...«

»Ja, ja.«

»Es tut mir leid.«

»Ja, ja.«

»Und ich möchte, damit nun alles...«

»Ja, ja.«

»Auch wirklich...«

»Ja. Jeh man!« –

»Erich, bist du fertig?«

Erich lugte nochmals durch den Zaun. »Wart doch ab, bis sie wieder liegt.« Einen schönen Strauß Herbstastern hatte er gepflückt, lila und rot. Den stieß er Mutter Schwind unter die Nase, kaum, daß sie die Tür geöffnet hatte, ließ sie gar nicht zu Wort kommen. »Hab ich extra für Sie gepflückt, Frau Schwind. Und ich möchte mir entschuldigen für das, was wir nicht sagen durften, wegen der einen Ziege. Es war nicht richtig. Und daher hab ich ihn mitgebracht, extra zum Freuen.«

»Zum Freuen!« Sie riß ihm den Strauß aus der Hand, als drehe sie einer Gans den Hals ab. »Das ist mir aber eine Freude!«

»Da bin ich auch froh, Frau Schwind. Vielen Dank. Und wenn Sie mir nun nicht mehr böse sind und alles vergeben ist.«

»Jeh man, du kleiner Strolch!«

Er verbeugte sich wieder, ging auch, vorsichtigerweise aber aus dem Dorf hinaus zum Wald. Es war richtig, weil sie die Tür schloß, gleich darauf öffnete, noch einmal über die Schwelle trat und ihm nachsah. Doch er ging immer weiter zum Wald und allein, in echter sonntäglicher Besinnung.

»Jungens«, Theo Rudat zog die Schultern hoch, schnuffte. »Jungens?«

»Red nich. Jeder, hat er gesagt!« Heiner Witt schob ihm als Hilfe seinen Blumenstrauß in die Hand, den er auch durch den Zaun gepflückt hatte.

»Geh du doch!«

»Kommt noch.« Er gab Theo einen Stoß, daß der stolperte.

»Was macht ihr denn hier?«

Theo ging eiligst. Unbemerkt von uns war der alte Riemer aus seinem Haus in den Vorgarten getreten und lehnte über den Zaun.

»Wir?... Wir stehen hier so. Ja, wir sollen uns entschuldigen bei Frau Schwind.«

»Und das tut ihr nicht gern?«

»Doch, schon. Bloß wir trauen uns nicht.«

»Aber, aber. Wie ich euch kenne...«

Die Alte mußte im Flur gewartet haben. Kaum daß Theo klopfte, flog die Tür auf, wie von einem Donnerschlag gebeutelt, und Mutter Schwind stürmte heraus, mit einem Schrubber bewaffnet.

»Du Krät, ich werd dir!«

Er konnte grad noch kehrtmachen. Ihr Haar flatterte, ihr Nachthemd flatterte, rutschte über die stöckrigen Knie. Und sie stürmte, einer Windsbraut gleich, hinter ihm her, während er, den Blumenstrauß von sich gestreckt, den Kopf halb umgedreht, wohl darauf achtend, daß sie im Verfolgen nicht den Mut verlor, voranstürmte und dabei immerzu schrie: »Ich will mir doch nur entschuldigen!«

Als sie völlig außer Puste und vor sich hin schimpfend zurückhumpelte und nach ihrem verlorenen Schlorr angelte, kam ihr schon von der anderen Seite Heiner Witt entgegen, den Kopf gesenkt, ernst und gesammelt, wie es sich für einen reuigen Sünder ziemt. –

Aber die Macht schlägt Haken, wenn es ihr in den Kram paßt, und der Gerechte kann sich noch so mühen.

»Ihr Lorbasse«, sagte unser Lehrer. »Es heißt nicht: Ich will *mir* – es heißt: Ich will *mich* entschuldigen.« Und damit wir es nicht vergaßen, mußten wir es aufschreiben, jeder hundertfünfzigmal. Das Papier dazu verteilte er.

OTTO BESCH

Auf Goldgrund

Der Komponist, Musikkritiker und Musikschriftsteller Otto Besch kam im Pfarrhaus von Neuhausen bei Königsberg am 14. Februar 1885 zur Welt. Ursprünglich sollte er Pastor werden wie der Vater, aber seine musikalische Begabung erwies sich als so stark, daß er sich ganz der Musik zuwandte. Da Besch in den harten Zeiten nach dem Ersten Weltkrieg vom Komponieren nicht leben konnte, verpflichtete er sich der »Hartungschen Zeitung« als Musikkritiker und gehörte in der gleichen Eigenschaft von 1922 bis zur Vertreibung der Redaktion der »Königsberger Allgemeinen Zeitung« an. Viele seiner Kompositionen leben aus dem ursprünglichen Heimatgefühl des Künstlers, sie tragen Namen wie »Kurische Suite«, »Ouvertüre E.T.A. Hoffmann«, »Ostpreußische Tänze«, »Aus einer alten Stadt« (nach Worten von Agnes Miegel) oder »Hymne auf das Verlorene«. Der Komponist wurde mit dem Johann-Wenzel-Stamitz-Preis der Künstlergilde und mit dem Kulturpreis der Landsmannschaft Ostpreußen ausgezeichnet. Er starb am 9. Mai 1966 in Kassel. Im folgenden Beitrag erzählt der Künstler von seiner Kindheit und Jugend im Pfarrhaus von Neuhausen.

Wie sollten Kinder nicht glücklich gewesen sein in dem Land der steilen Küste, der weißen Dünen, der Wälder und Seen, der sternklaren Winternächte und der herrlichen Sommer, in deren Gewittern noch die alten Pruzzengötter durch die Lüfte ziehen. Jeder Landstrich hat dort oben seine eigenen Sagen und Vorstellungen, deren Gestalten den Tag und die Nacht beleben und die Phantasie der Kinder mit dem wohligen Grauen einer geheimnisvollen Zwischenwelt befruchten.

Mein Kinderparadies lag in Neuhausen bei Königsberg. Dort stand in einer kleinen, von alten Bäumen bewachsenen Talsenkung im Schutz der alten Ordenskirche ein langgestrecktes Gebäude, das Pfarrhaus. Sein Gelände grenzte an den alten Schloßpark, der dann weiterhin in Wald und Wiese sich verlor. Zwischen Blumen und Kräutern, die in heißer Sonne schwül und betäubend dufteten, lag jenseits der Straße unsere Badestelle. Alles schien uns allein zu gehören, Menschen sah man fast nie.

In dieser Umgebung vollzog sich das Mysterium meiner Kindheit. Das klingt sehr großartig und überheblich. Es soll aber nur besagen, daß mir heute, nachdem ein halbes Jahrhundert darüber vergangen ist, alles, was damals war, unwirklich und sagenhaft vorkommt.

Was war es denn, was man damals erlebte? Nüchtern betrachtet waren es nur kleine Dinge und Begebenheiten, kaum der Rede wert. In der Erinnerung aber erscheinen sie wie auf Goldgrund gemalt, wie von einem Lichtstrahl verklärt, der, je weiter sie in die Ferne rücken, um so stärker auf sie einzuwirken scheint.

Könnte ich noch einmal den Schleier lüften über Dingen, die so fern liegen, als ob sie Traum waren, und die so schön erscheinen, als könnten sie nicht irdischer Herkunft sein! Sie scheinen zu zerfließen, und sie lassen sich nicht greifen. Glaubte man doch als Kind überall etwas zu erlauschen von den Geheimnissen des Lebens, in der Fülle des Tages und in den Nächten im Widerhall von tausend Nachtigallenstimmen und ebenso, wenn der Sturm die Äste gegen die Fenster klopfen ließ und banges Zagen durch unsere Kinderherzen zog.

Ja, diese Angst, diese sonderbare Angst, die man als Kind so oft empfindet. Wie war es doch manchmal in schwülen Sommernächten? Ich lag mit zwei jüngeren Geschwistern in unserem Schlafzimmer. Vater und Mutter und die älteren Brüder und

Schwestern waren in den Park gegangen. Das große Haus war leer. Nur ich wachte. War ich nicht der Hüter für den kleineren Bruder und die kleinere Schwester, wenn Gefahren kamen? Hatte ich nicht plötzlich überwache Ohren? Waren nicht oben Schritte zu hören? Rollte nicht ein Donner in der Ferne? War ich nicht ganz verlassen? Aber nein, aus dem angrenzenden Gasthausgarten tönten Stimmen herüber. Nun zischten Raketen auf. Oh, diese furchtbaren Raketen, die mir wie unheilverkündende Kometen vorkamen. Dann wieder Stille, nur nebenan die Uhr tickte leise und schien in Ewigkeit Verlassenheit zu künden.

Warum ich solcher Stunden dankbar gedenke? Weil sie sich immer so wunderbar in den Zustand wunschloser Glückseligkeit verwandelten. Plötzlich ein leises Knirschen im Sand vor dem Fenster, Schritte und altvertraute liebe Stimmen, und urplötzlich ein Versinken in seligen, traumlosen Schlaf.

Am schönsten waren die Wochen vor Weihnachten. Mit der ersten zugefrorenen Pfütze, also oft im Oktober oder November schon, nahm das heimliche Grauen, die süße Vorahnung von uns Besitz. Alles, was wir sahen und hörten oder mit der Nase witterten, trat augenblicklich in Beziehung zum nahenden Fest. Auch Vorgänge ganz materieller Art, die wir im Haushalt beobachteten, bekamen etwas von dem Abglanz kommender Tage oder doch ihre besondere Bedeutung. Schon die Schlachterei und Wurstbereitung im Herbst hatten ihren Teil daran. Die Berge leckerer Sachen, die sich zu häufen begannen, der liebliche Duft, den die oben im Rauchfang hängenden Schinken und Zervelatwürste entströmen ließen, die Äpfel im Keller, die ihre Bereitschaft bis in die oberen Räume durch köstliches Aroma verkündeten, diese ganze Sinfonie sehr irdischer Dinge schien keineswegs nur an die Sinne zu appellieren. Die erste kleine Weihnachtskerze schien uns daneben aufzuflammen. Schon Ende November standen auf der wärmenden Fläche des Backofens oder in den Nischen der Stubenöfen Schüsseln mit Teig für Pfefferkuchen und Pfeffernüsse, wohl bedeckt mit schützenden Tüchern, damit die Gewürze Muße hatten, sich der ganzen Masse mitzuteilen. Wie herrlich war es dann, wenn wir beim Ausstechen der Formen helfen durften und die ersten braunen Kuchen ihren ganz eigenen weihnachtlichen Geruch verströmten.

Inzwischen hatte die Natur draußen ihr weißes Festgewand angelegt. Auf primitiven Schlitten, die mit dem Modell Davos wenig gemein hatten, sausten wir die Abhänge herunter. Und wenn wir in der Dämmerung müde und hungrig heimkehrten, warteten die Bratäpfel unser und das Wohlgefühl der geheizten Zimmer. In der Küche roch es nach frisch gescheuerten Dielen und nach geschnittenem Weißkohl. Wenn es Sonnabend war, gab es noch ein kleines Badefest in einem großen Holzbottich. Dann ging's in die am Ofen sorglich vorgewärmten Betten, und der Tag war zu Ende.

Nein. Zu Ende war er eigentlich noch nicht. Denn zum Nebenzimmer stand die Tür ein wenig offen. Ich sehe noch heute die Form des Lichtscheins an der Decke, den die Lampe von nebenan in unser Schlafzimmer warf. Auf dem Tisch drüben aber häuften sich geheimnisvolle Dinge. Seidenpapiere in allen Farben, Rauschgold, leise knisternd, wie man es heute kaum noch findet. Äpfel und Nüsse zum Vergolden. Die älteren Geschwister halfen dem Weihnachtsmann, während der Vater vorlas. Dann wurde es endlich still. Schon halb im Traum lauschte man noch einmal. Aus der Ferne kamen Schlittenglocken näher und verloren sich wieder in der Ferne. Dann war die Stille vollkommen, und der Schlaf hatte leichtes Spiel.

Endlich war der Weihnachtsabend da. Wenn die Dämmerung sich senkte, warfen die Glocken vom Kirchturm ihren Schall über

Dorf und Feld. Sie klangen in Terz und Dominante, nie fanden sie den Grundton. Wenn man sie hörte, glaubte man zwischen Himmel und Erde zu schweben, und man wurde sehr feierlich gestimmt.

Wir gingen in die Kirche und sahen die im Kerzenglanz strahlenden Weihnachtsbäume zu beiden Seiten des Altars. Hoch über ihnen schimmerten in ihrem Lichtschein die vor Jahrhunderten auf das Tonnengewölbe der Decke gemalten Bilder aus der biblischen Geschichte. Auf dem in geheimnisvollen Goldtönen leuchtenden Orgelprospekt entdeckten wir bei den Wanderungen unserer Augen durch den Kirchenraum etwas ganz Merkwürdiges. Bei den großen Pfeifen waren um die Schlitze, denen der Wind entströmte, unheimlich aussehende Gesichter gemalt, und zwar so, daß der Schlitz in jedem dieser Gesichter den Mund darstellte. Die naive Phantasie alter Orgelbauer wollte dem Orgelspiel dadurch den Anschein einer persönlichen Äußerung zum Lobe Gottes geben. Uns Kindern jedoch jagte sie ein leichtes Gruseln über den Rücken, wie ja überhaupt ein alter Kirchenraum im Kind zunächst eher heimliches Grauen als Erbauung weckt, zumal wir wußten, daß oben auf dem Boden unserer Kirche Särge standen, in denen Bewohner des Schlosses, die vor hundert und mehr Jahren gestorben waren, dem jüngsten Tag entgegenschlummerten. Am Heiligen Abend verscheuchten indessen die lieblichen Weihnachtslieder alle Gedanken an Tod und Verwesung, vor allem die uralte Weise der schönsten Weihnachtsmelodie »Es ist ein Ros entsprungen aus einer Wurzel zart«.

Nach der Kirchenfeier ging's durch die Winternacht zum Pfarrhaus zurück. Hier öffneten sich nun bald die Flügeltüren zur großen Weihnachtsstube. Vor dem hohen Spiegel zwischen den Fenstern stand der große Tannenbaum. An den Enden der Zweige waren Rosen befestigt, aus denen lange, schmale Staubfäden aus Rauschgold herabhingen, die im Wärmehauch der Kerzen leise zitterten. Netze aus Goldpapier, in denen kleine, süße Geheimnisse lagen, spannten sich unter den Zweigen. Dazwischen hingen noch allerlei Figuren aus Marzipan und mit Schaumgold vergoldete Äpfel und Nüsse. Und der Glanz der vielen Kerzen! Es war eine Pracht, das alles zu sehen, dazu den Abglanz auf den weißen Kacheln des Ofens. Und aus dem Nebenzimmer der in vollen Akkorden einsetzende Choral »Vom Himmel hoch, da komm ich her«.

Dann kamen, wenn das Fest verrauscht war, die Tage zwischen Weihnachten und Neujahr. Sie schienen uns immer in einem ganz eigenartigen Zwielicht zu stehen. Noch wirkte der Schein der Weihnachtskerzen. Aus dem Dunkel der Zwölf Nächte aber, denen der Volksmund, auf alter religiöser Überlieferung fußend, besondere Kräfte zumaß, griff eine Hand auch nach unseren Kinderherzen.

Wir lagen des Abends schon früh in unseren Betten, müde wie immer und bereit zum Schlummer. Da ließ uns irgend etwas aufhorchen. Von draußen kam es. Merkwürdige, immer näher kommende, sich immer wiederholende, eigensinnig brummende Töne brachten uns aus der Fassung. Also raus aus den Betten und heran ans Fenster!

Da nahten sich drei Gestalten, im Mondlicht erkennbar, obwohl sie sich in ihrer weißen Vermummung von der Schneedecke kaum abhoben. Die Mutter hatte uns von den Heiligen Drei Königen erzählt, die vor Zeiten das Christkind in Bethlehem besuchten und ihm Geschenke brachten. Sie sollten auch heute noch in den Zwölf Nächten von Dorf zu Dorf gehen wie einst im gelobten Land.

Gewiß, das waren sie! Ein Schrei aus Kinderkehlen, halb Freude, halb Grauen. Nun klopfte es an die Haustür. Der Vater öffnete. Da standen sie mit ihrem Stern und ihren verschiedenen Kennzeichen, der Mohrenkönig mit rußgeschwärztem Gesicht. Und sie spielten und sangen. Der Brummtopf brummte und der Fiedelbogen kratzte auf dem rohgespannten Draht »Joseph, lieber Joseph mein«.

Nun ward's lustig. Und als die Musik zu Ende war, wurde alles klar: Nicht Könige standen vor uns im Schnee, sondern jugendliche Bittsteller, die für sich selbst etwas haben wollten, Äpfel, Nüsse und Marzipan.

Sie bekamen, was sie wollten und stapften wieder ab durch den Schnee, und der Brummtopf brummte zufrieden, bis die Winternacht den letzten Brummer hinter der nächsten Hausecke verschluckte. Still, als ob nichts gewesen, lag wieder die Welt unter ewig leuchtenden Sternen. Die Kinder aber wiegte ein Traum in wunschlosen Schlaf.

Wenn man sich nach mehr als fünfzig Jahren dieser Dinge erinnert und feststellen muß, daß ein halbes Jahrhundert mit seinen rasenden Fortschritten, mit Krieg und Kriegsgeschrei, mit Schmerz und Wonne in allen Stärkegraden nichts, aber auch gar nichts zerstört hat von der Seligkeit jener ersten Kinderjahre, so müssen sie sehr kostbar gewesen sein. An den Ereignissen lag es nicht. Was erlebte man denn? Die Stille eines ostpreußischen Dorfes, Freuden, die durch eine Blume, einen Vogelruf, einen Schmetterling – Gefühle des Grauens, die in der Stille der Nacht durch ein leises Knacken im Gebälk ausgelöst werden konnten. Es war die Reinheit der Luft, die man atmete, die auch die bescheidensten Dinge klarer und bedeutungsvoller erscheinen ließ, als sie in Wirklichkeit waren.

FRANZ HEISER

Dreitausend Taler

Im Kreis Gumbinnen, in Klein-Puspern, wurde Franz Heiser am 14. Oktober 1903 geboren; die Eltern waren Landarbeiter. Nach dem Besuch der Volksschule ergriff Heiser den gleichen Beruf, später wurde er Eisenbahnarbeiter, nach der Vertreibung Verwaltungsangestellter. 1953 floh er aus der sowjetisch besetzten Zone, um der drohenden Verhaftung zu entgehen. In der ländlichen Umgebung, in der Franz Heiser aufwuchs, war die Kunst, am Feierabend Geschichten, Schnurren und Schwänke zu erzählen, noch weit verbreitet. So sind auch die heiteren und besinnlichen Texte, die er für die Wochenzeitung »Das Ostpreußenblatt« niedergeschrieben hat, typisch für die Wesensart der Ostpreußen und ihren gemächlichen, oft etwas hintergründigen Humor. Franz Heiser lebt heute in Pfungstadt (Hessen).

»Guste, Guste!«

Schrill drang der Schrei durch den dicken spätherbstlichen Nebel.

Auguste Braselat hörte nicht. Sie pflügte. Gemeinsam mit ihrer jüngeren Schwester Liese bewirtschaftete sie in meinem Heimatdorf Grünhaus im Kreis Gumbinnen einen kleinen Hof. Beide Schwestern waren ledig.

»Guste, Guste!«

Mit hochrotem Gesicht und fliegendem Atem stürzte Liese zu der Schwester, in der Hand eine Zeitung. »Guste, denk bloß, wir haben gewonnen.« Die Aufgeregte mußte erstmal Luft schöpfen.

»Mach mir das Pferd nicht scheu«, brummte die Auguste und

faßte den schnaubenden, nach dem Zeitungsblatt glupenden Braunen am Halfter.

»Was redest da, was haben wir gewonnen?«

»In der Lotterie. Das Los, das unser Neffe dir zum Geburtstag geschenkt hat – das hat gewonnen. 6000 Taler. Davon bekommt der Fritz die Hälfte. Das andere ist unser.«

»Geschenkte Lose bringen Glück«, meinte der adrette junge Mann, der unbemerkt von den beiden Tanten auf dem aufgeweichten Feldweg herangekommen war. »Daß wir teilen wollten, das hatten wir ja besprochen. Nun komm schnell heim und gib mir das Los, Tante Guste. Ich muß gleich nach Stallupönen zurück. Morgen bring ich dir das Geld.«

»Steh nicht so steif da, Guste, spann aus«, Lieses Stimme überschlug sich fast. »Heut ist Feiertag, ich renn schnell zum Pawel und hol was zum Kaffee.«

»Glaub ich nicht, glaub ich nicht«, brummte die Auguste beim Abschirren. Wie konnte es auf so einen Fetzen Papier so viel Geld geben! Sie wußte nicht mal, wo sie den Schnipsel hingetan hatte.

»Na, Liese, Sie sind ja so hübsch heute. Rote Backen und blanke Augen. Was ist denn los, haben Sie sich am Ende verlobt?« Der Kaufmann Pawel lachte wie über einen guten Witz.

»Aber wo, wer wird mich alte Schachtel nehmen! Nein, denken Sie bloß, wir haben das große Los gewonnen. Jetzt sind wir reich. So viel Geld haben Sie noch gar nicht auf einem Haufen gesehn, wie wir bekommen. Die Guste sucht schon das Los.« Mit diesen Worten raffte die Liese ihre Einkäufe zusammen und verschwand. Im Dorf verbreitete sich die Nachricht, Braselats hätten das große Los gewonnen.

»Beeil dich doch, Tante, ich muß fort!« Der junge Mann trat vor Ungeduld von einem Fuß auf den anderen. »Wo hast du bloß das Los gelassen?«

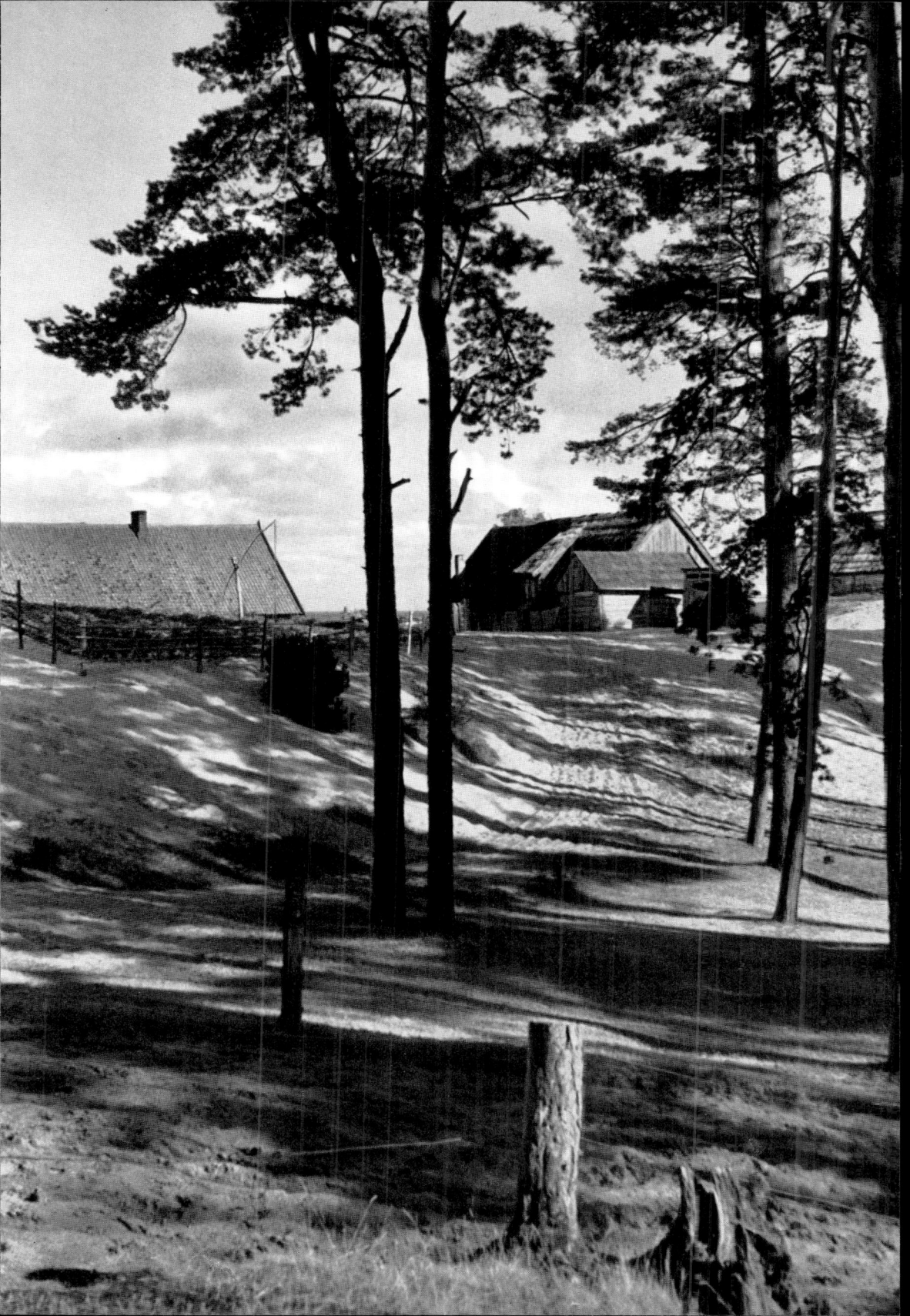

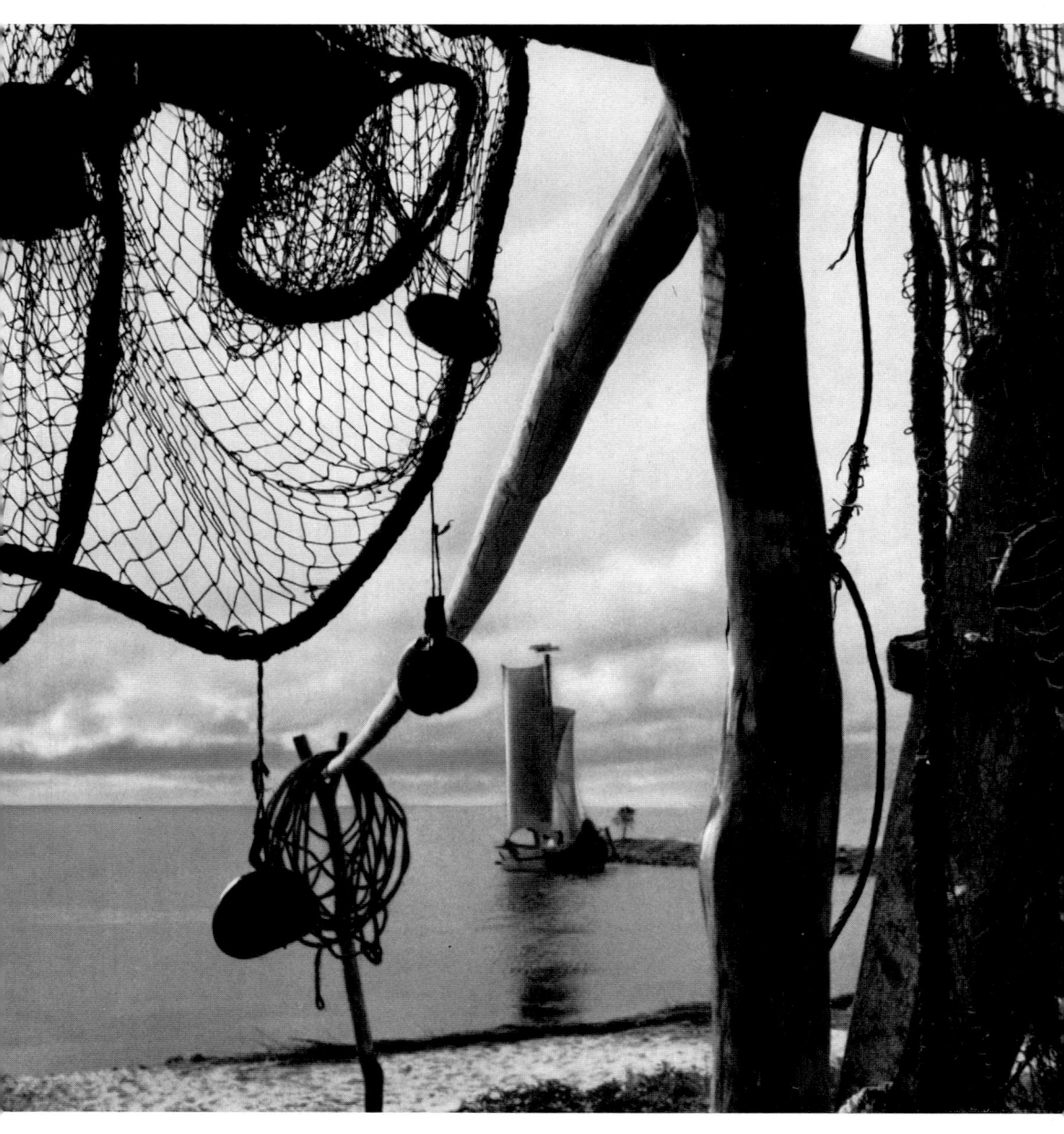

Beide Frauen suchten fieberhaft. Liese blätterte zum wiederholten Male in Papieren und Briefen, Auguste kramte im Schrank, drehte jedes Kleid, jedes Tuch um. Das Los fand sich nicht.

Schließlich richtete sie sich mit bösem Gesicht auf: »Ich geh in den Stall, füttern.«

»Aber Guste…«

»Aber Tante…«

»Das Los muß doch da sein, sonst kriegen wir das Geld nicht.«

»Ich geh füttern.«

Weg war die Guste. Liese und Fritz sahen ihr nach. »Was machen wir nu?«

»Ich such weiter. Kommst es morgen holen.«

»Verdammte Zucht«, schimpfte der adrette junge Mann, als er auf nassen Wegen zum Bahnhof Trakehnen eilte.

Im Dorfkrug ging es hoch her. Alles sprach von Braselats unerhörtem Glück.

»Es ist ihnen zu gönnen«, sagte Dorfschulze Eggert.

»Den Seinen gibt's der Herr im Schlaf«, ließ sich der Lehrer Brenneisen vernehmen.

»Die dümmsten Bauern haben die dicksten Kartoffeln«, schrie der Paslat.

»Man müßte die Liese heiraten, wenn man nicht schon eine Frau hätt«, sprach der Eisenbahner Jautelat.

»Schade, daß mein Junge zum Heiraten noch zu jung ist«, fügte sein Kollege Ziplies hinzu.

Die beiden Schwestern hatten das Suchen für diesen Tag eingestellt. Es gab nur noch eine Möglichkeit: Das Los war, schlecht aufbewahrt, zu Boden gefallen und mit ausgekehrt worden. Am nächsten Morgen wollten sie den Kehrichthaufen durchsuchen. In der Nacht lag die Liese noch lange wach und machte Pläne.

»Wo das Pflügen so nötig ist«, brummte die Auguste und rieb sich die frierenden Hände. Den halben Kehrichthaufen hatten die Schwestern schon durchgewühlt. Jedesmal, wenn ein Papierstückchen zum Vorschein kam, hatte die Liese mit klopfendem Herzen gehofft, es würde das Gesuchte sein.

Just in dem Moment, da das Hoftor klappte und der Neffe Fritz langsam näherschlich, juchzte die Liese hell auf. Tatsächlich – sie hatte das Los! Sauber war es ja nicht mehr. Aber die Nummer war noch gut zu lesen, das war die Hauptsache.

In jäher Freude streckte sie das Papierchen dem Stallupöner Neffen entgegen. Der übersah das kostbare Zettelchen und winkte nur müde, den Grenzboten in der Hand: »Tante, leider! Es war ein Druckfehler. Hier in der Zeitung steht es. Sie hatten eine 3 statt einer 8 gedruckt. Leider.«

ELSBETH CHRISTELEIT

Schaktarp-Melodie

*Aus der ostpreußischen Hauptstadt stammt Elsbeth Christeleit, geb. Gron-
wald; sie kam in Königsberg am 4. Januar 1880 zur Welt. Ein Landhaus in
Rauschen ermöglichte der Familie schöne Ferientage an der Steilküste; aber
auch die Memelniederung, von der Elsbeth Christeleit in diesem Beitrag
erzählt, kannte sie aus eigenem Erleben. Nach der Vertreibung landete die
Familie zunächst in Niederbayern und siedelte sich dann am Stadtrand von
Hamburg an, wo Elsbeth Christeleit am 5. Januar 1970, einen Tag nach
ihrem 90. Geburtstag, für immer die Augen schloß. Die begabte Erzählerin
veröffentlichte vor dem Zweiten Weltkrieg viele Beiträge in den drei Königsberger Zeitungen. Der Rundfunk in ihrer Heimatstadt brachte in mehr-
reren Lesungen ihre Erzählungen zu Gehör. Nach der Vertreibung erschien in der Wochenzeitung »Das Ostpreußenblatt« eine Reihe ihrer Erzählungen.*

Es war Eisgang, schon das dritte Mal. Wir kamen aus der Schak-
tarpzeit in diesem Winter nicht heraus. Kaum hatten wir einen
sicheren Übergang über den Strom, so setzte wieder Tauwetter
ein, unsere Natur-Eis-Brücke brach auf und sauste davon. In jedem Jahr waren die Eisverhältnisse anders, und man konnte nie
voraussehen, was wir im Winter und Frühjahr für Überraschun-
gen erleben würden.

Wir wohnten in Schilleningken vor dem Damm, nur durch
das Vorland vom Ufer des Rußstromes getrennt. Wenn der
Schaktarp einsetzte, waren die Dörfer unserer Stromseite voll-

ständig vom Verkehr abgeschnitten, wir konnten weder über den Strom noch von der Landseite aus nach Heydekrug. Dort versperrte uns die Leithe – ein kleines Flüßchen im Sommer, aber im Winter und Frühjahr ein reißender Strom – den Weg. Wie auf einer Insel waren wir. Wehe, wenn jemand krank wurde und einen Arzt brauchte. Da mußten eben Hausmittel helfen, und der Herr Lehrer mußte im Todesfall die Leiche »besingen«.

Nach anhaltender Frostperiode und starkem Winter rasten die Eisschollen auf dem Vorland dicht an unserem Garten vorüber, der mit Eisenplanken »versichert« war. Mit Eispickeln wurden die Schollen abgehalten, damit sie das Bollwerk nicht vernichteten. Der Strom war an unserer Stelle 110 Meter, aber bei Hochwasser einen Kilometer breit. Der Verkehr war an diesem Stromübergang stark in normalen Zeiten, das heißt, bei offenem Wasser war es keine Seltenheit, daß die Fuhrwerke stundenlang warten mußten. Wenn aber der Frost einsetzte, das Grundeis stoppte und zusammenfror, hatten wir nach einigen Schaktarptagen den herrlichsten Übergang. Die ganze umliegende Gegend war auf den Beinen, unablässig sangen die Schlittenglocken die liebliche Melodie des Winters.

Wenn sich aber, wie so oft, am Abend die Nebel senkten und die andere Uferseite verhüllten, wenn der Nebel jeden Laut verschluckte, dann konnte man – wenn man Pech hatte – bei 20 Grad Kälte stundenlang auf dem Strom herumirren, ohne das heimatliche Ufer zu finden. Ein Orientieren auf der weiten Fläche war dann fast unmöglich.

Der Winter, in dem sich die folgende Episode abspielte, brachte für uns, die wir vom Verkehr abgeschlossen waren, eine Reihe unangenehmer Zwischenfälle. Wir hatten den Strom noch nicht mit Schlitten oder Fuhrwerk befahren können. Die Eisstärke reichte knapp für den Fußgängerverkehr. Jetzt hatten wir wieder Eisgang. Aber plötzlich setzte am Abend Frost ein, und als wir am Morgen die Fensterläden öffneten, sahen wir, daß der Strom »stand«, wie wir sagten.

Die Schollen hatten sich auf- und übereinander getürmt, kleine Hügel hatten sich zusammengeschoben, und die spitzen Eisstücke glänzten in der Morgensonne wie Brillanten. Es dauerte auch nicht lange, da fand sich eine Menge Waghalsiger ein, die durchaus ins Städtchen wollten. Es wurde plötzlich so viel Notwendiges gebraucht, das Kaufhaus lockte und die Theken der Gasthäuser, so daß man auf eine sichere Eisdecke nicht mehr warten konnte.

Mit langen Eispicken wurde zuerst am Rande des Stromes eine größere Scholle gesucht, von der man den Übergang beginnen konnte. Dann stellte sich ein besonders Couragierter an die Spitze des Unternehmens. Mit der Picke wurde jede Scholle, ehe sie betreten wurde, auf ihre Festigkeit untersucht, wenn auch dicht daneben die dunkle Tiefe gähnte und das Wasser gurgelte — es ist eben im Leben alles Gewohnheit, auch das Spiel mit dem Tode.

Wir waren froh, auf dem Trocknen zu sein, und beobachteten durch ein Fernglas, wie die Kolonnen im Zickzack das andere Ufer erreichten. Hinter uns hörten wir ein freundliches: »Bon jour, Monsieur et Madame.«

Es war unser Naussed, genannt der Französling, ein alter Kriegsveteran von 1870/71, der sich von seinen erdarbten Pfennigen auf der Heide einen halben Morgen Ödland gekauft hatte. Er machte das Land unter viel Mühsal urbar, setzte seine Kartoffeln und erntete recht spärlich. Den Sandhügel, der auf seinem Grund und Boden stand, hatte er sich als Wohnraum ausgebuddelt, innen mit Fichtenstämmchen verschalt und mit Moos und Torf verdichtet. Einen kleinen eisernen Ofen hatte er sich aufgestellt, das Rohr durch die Decke gesteckt, und lustig züngelte daraus der Rauch. Er war ein Patriot, und so fehlte natürlich nicht ein schwarz-weiß-roter Wimpel vor seinem Hütteneingang.

»Na, Naussed«, sagte ich, »Sie wollen wohl sehen, was der Strom heute für ein Gesicht hat.«

»Nein, Madame«, sagte er, »ich will rüber.« Wir waren platt.

»Sie wollen rüber – sehen Sie denn nicht, in welchem Zustand das Eis ist? Jeden Moment kann sich das Wetter ändern. Wir haben wieder Eisgang, sehen Sie sich mal die offenen Stellen an!«

»Die kann man umgehen«, meinte er. Wenigstens versprach er uns, sich der Rückkehrkolonne anzuschließen.

Die Sonne sank schnell. Es zeichneten sich schon die Konturen der Zurückkommenden im Dämmerlicht auf der Eisfläche ab. Sie wurden größer und größer und erreichten glücklich unser Ufer. Mit zunehmender Dämmerung setzte Schneetreiben ein. Dann begann für uns der gemütliche Teil des Winterabends, das Herumrücken um den Ofen, die Siesta auf der Ofenbank.

Ein hartes Klopfen an den Fensterladen schreckte uns auf: »Junger Herr, auf dem Strom schreit einer um Hilfe!« rief jemand.

Im Nu waren wir in unseren Pelzen und unten am Strom. Dort stand schon eine Gruppe von Menschen, die nach dem Schall die Stelle zu finden suchten, woher das Schreien kam. Der Schnee fiel dichter. Die Orientierung wurde schwerer. Der klagende Hilferuf schien mal von rechts, dann wieder von der entgegengesetzten Seite zu kommen. Selbst die Fischer, die den Strom zu jeder Tages- und Nachtzeit befuhren und jede Windung kannten, waren ratlos.

Lange Seile wurden herangeschafft. Einem der Hilfsbereiten wurde ein Seil um den Körper geschlungen. Er tastete sich mit einer Picke vorwärts. Dann verschluckte ihn die Dunkelheit.

Nach langer Wartezeit – immer wieder hörten wir die Schreie nach Hilfe – kam er schaudernd zurück. Der Weg zu dem Unglücklichen war nicht zu finden; zwischen den Schollen brodelte das Wasser.

Aus den Hilferufen war lang anhaltendes Heulen geworden. Als letzter Versuch wurde ein Scheik, ein flaches Boot, auf die Schollen geschoben, aber bald gaben uns die Männer ein Zeichen, wir sollten das Boot einziehen. Es bestand die Gefahr, daß die glasharten Schollen das Holz zerschnitten.

Machtlos, ohne helfen zu können, standen wir da. Nur das entsetzliche Heulen drang zu uns. Jetzt wurde ein Wimmern daraus, bald nah, bald fern, so wie der Wind es uns zutrug. Dann verstummte auch das.

Erschüttert standen wir. Die Männer nahmen ihre Mützen in die Hand und sprachen ein Gebet für den Unbekannten draußen im eisigen Grab.

Am andern Tage fanden sie ihn. Es war unser alter Freund, der Höhlenbewohner. Ein Schritt vom Wege hatte ihn in den qualvollen Tod geführt. Er stand bis zum halben Oberkörper in Schollen eingeklemmt. Seine aufgestemmten Ellenbogen und sein Kinnbart waren am Eis festgefroren. Stundenlang hatte er den Tod vor Augen gesehen, ein Opfer des Stromes und des Schaktarp. Armer Naussed!

MARGARETE KUDNIG

Der alte Gruschke

Durch die Heirat mit dem ostpreußischen Dichter Fritz Kudnig wurde die geborene Dithmarscherin (sie kam am 12. Januar 1898 in Wennemannswisch zur Welt) zur »Wahlostpreußin«. In der Begegnung mit der Landschaft, den Menschen, mit Schriftstellern, Malern und Musikern in Ostpreußen wurde in Margarete Kudnig die Erzählfreude eines bäuerlichen Urahns erweckt: sie wurde Mitarbeiterin angesehener Zeitungen und Zeitschriften, ihre »Bernsteinkantate« wurde von Herbert Brust vertont, 1944 erschien der Erzählband »Die Bernsteinfischer« mit Illustrationen von Prof. Eduard Bischoff (Europäische Verlagsanstalt). Nach der Vertreibung kehrte Margarete Kudnig mit ihrem Mann in die Heimat zwischen Nord- und Ostsee zurück; sie lebt heute in Heide (Holstein).

Es ist schon lange her und war noch in der ganz guten und ganz alten Zeit, da lebte in der Nähe von Königsberg, am Rande der Kaporner Heide, ein Gutsbesitzer, der nicht nur wegen seiner Trinkfreudigkeit allgemein bekannt, sondern wegen seiner Gutherzigkeit auch allgemein beliebt war. Der hatte nun wieder einmal einen Abend mit seinen städtischen Freunden im Königsberger Blutgericht gezecht. Die Sitzung hatte bereits am frühen Nachmittag begonnen, und da man im Blutgericht sowieso immer Zeit und Stunde vergessen konnte, weil man, räumlich unter der Erde, geistig aber über der Erde zu schweben schien, so war das Maß der Trunkenheit schon wieder bis zum Überlaufen voll, als mit dem Glockenschlag neun die Bläser vom Schloßturm den

Abendchoral bliesen. Für den alteingesessenen Königsberger war das nichts Neues, aber der eine oder andere unter den fröhlichen Zechern bekam doch plötzlich ernste und nachdenkliche Augen. Manche gingen mit einem Lachen darüber hinweg, der Gutsbesitzer aber erhob sich ein wenig schwerfällig von seinem Stammplatz unter dem jahrhundertealten, riesigen Weinfaß und sagte: »Is Zeit! Der Gruschke hält vor der Tür!«

Natürlich wollte man ihn noch nicht gehen lassen: »Aufhören? Jetzt? Wo es grad am schönsten ist?« – »Was? Erst so viel und nu mit einmal nuscht?« Aber der Gutsbesitzer wollte seinen Kutscher nicht warten lassen und dachte dabei wohl mehr an die Pferde als an den Mann, von dem er stillschweigend annahm, daß er sich durch ein paar steife Grogs auf die nächtliche Schlittenfahrt schon genügend vorbereitet haben würde. Es hatte nämlich seine eigene Bewandtnis mit diesem Kutscher. Schon als er vor rund vierzig Jahren seinen Dienst angetreten, wußte jeder von ihnen, der Herr wie der Knecht, daß beide einen herzhaften Tropfen wohl zu schätzen wußten. »Das ist mir gleich, Gruschke«, hatte der Gutsbesitzer gesagt, »trinken darfst du, aber nur, wenn's so paßt!« – Das sollte wohl heißen: wenn er selber nüchtern und nicht auf die Fahrkunst seines Kutschers angewiesen wäre!

Das war eine redliche Abmachung, hatte Gruschke gedacht und getreulich seinen Dienst getan. Aber nach einiger Zeit kam er doch mit der Kündigung, zur großen Verwunderung des Gutsbesitzers. »Aber Gruschke! Warum denn das?« hatte er gefragt. »Joa, gnädjer Härr, nu si öck all sess Wäke hier, onn dat hefft noch nich eenmoal jepaßt, onn öck si noch nich eenmoal dran jewäse!«

Da hatte der Gutsherr ein Einsehen gehabt, hatte ihm einen Taler extra in die Hand gedrückt und ihm Urlaub über den

Sonntag hinaus gegeben. Das hatte der Gruschke ihm nie vergessen, und seitdem waren die beiden eben Freunde, ohne daß sie sich so nannten natürlich. Und für den Gruschke begann hinfort jeder dritte Satz: »Öck onn de gnädje Härr!«

Ja, und nun hielt er also mit seinem Schlitten auf dem tief verschneiten, mondhellen Schloßhof, und sein Herr kam ein wenig schwankend aus der Tiefe des Weinkellers hochgeklettert.

»Is kalt heit abend, Gruschke!« meinte er.

»I wo, gnädjes Härrke, nu man bloß ordentlich inne Pälzdeck gekuschelt onn mitte Fieß in Strohsack, denn tut de Kält nuscht! – Kommt der Herr Landgerichtsrat auch mit?«

»Bis zur Juditter Kirchenstraße, na, du weißt ja Bescheid!«

»Wo werd ich nich!« sagte der Kutscher, und damit ging die Fahrt auch schon los. Es dauerte nicht lange, da fingen die beiden vergnügten Knaben hinten an zu singen, daß der alte Kutscher dachte: »Na, dat Härrke ös moal wedder dichtig dran jewäse!«

In der Juditter Kirchenstraße gab es noch einen langen Aufenthalt. Sie konnten anscheinend wirklich heut nicht genug bekommen, die beiden. Die Pferde wurden schon unruhig, und schließlich riß auch dem Kutscher der Geduldsfaden. Grade wollte er sich in seinem dicken Pelz mühsam umdrehen – sie hatten den alten Schlitten genommen, wo der Kutscher ganz vorn hinter den Pferden sitzt –, grad wollte der Gruschke sich also umdrehen, da hieß es endlich: »Na, Gruschke, nu fahr!« Der ließ mit einem Ruck die Pferde anspringen. »So sönd de Härrschafte«, brummte er sehr vernehmlich vor sich hin, »schabbern, schabbern! Onn denn: Gruschke, nu fahr!«

Er war wirklich ein wenig ungnädig geworden, der Alte. Aber der Gutsbesitzer schien nichts zu hören, und er war solch kleine Kratzbürstigkeiten sicher auch schon gewohnt.

Jedenfalls verlief die weitere Fahrt in größter Schweigsamkeit. Bald lagen die letzten Häuser hinter ihnen, und sie tauchten ein in die feierliche Stille des winterlichen Waldes. Hoch ragten die Kiefern zu beiden Seiten der Landstraße, die Stämme der jungen Birken beugten sich unter der Last des Schnees und bildeten zarte, schimmernde Triumphbögen, breit und behäbig ließen die Tannen ihre Zweige herniederhängen. Und über allem der weit gespannte Himmelsbogen mit seinen tausend Sternen. »Is doch scheen so im Wald, wie zu Weihnachten«, dachte der alte Gruschke, ließ seine Pferdchen traben, freute sich an dem hellen Geläut der Silberglocken und war wieder einmal restlos zufrieden und glücklich. Denn wenn er diesmal auch nicht richtig »dran« gewesen, so war er in der Stadt doch auch auf seine Kosten gekommen und hatte zum Schluß im Fleckkeller auf der Laak noch zwei Teller von dem köstlichen ostpreußischen Nationalgericht verdrückt und die entsprechende Anzahl Schnäpse dazu, einen vorher und einen hinterher, wie sich das gehört. Und durch einen glücklichen Zufall sogar noch ganz für umsonst! Und: »Jeschonken is jeschonken! Un jeschonken is besser als bezahlt!« Das war so eine von Gruschkes Lebensweisheiten, und dagegen läßt sich auch wirklich nicht allzuviel sagen. Und eben darum war er ja auch so zufrieden mit sich und den Dingen der Welt.

Als er auf den Gutshof einbog, ging es im Schritt und gleich zur Wagenremise, denn der Herr liebte es nicht, wenn die Gnädige durch das Schellengeläute unnötig wach und munter wurde. Mit steifen Beinen kletterte der Alte von seinem Kutschersitz herunter. »Doa schloag doch Gott dem Düwel dot!« fluchte er plötzlich und wollte seinen Augen nicht trauen. Er war doch wirklich ganz nüchtern diesmal oder wenigstens beinah! Aber der Herr, der war ja gar nicht da, einfach nicht da! Nur die dicke Pelzdecke lag noch zusammengeknautscht im Stroh. Aber der

Herr, der hatte ihn wohl wieder mal zum Narren gemacht, war beim Landgerichtsrat geblieben und saß dort bei einer neuen Flasche Wein und lachte über den alten Gruschke!

»Daß so einer doch nie genug von das Zeug kriegen kann!« knurrte der Kutscher, schob den Schlitten unter, brachte die Pferde in den Stall und begab sich in seine Kammer. »De Gnädje, na, de ward söck wundre!« lachte er verschmitzt vor sich hin.

Die Gnädige aber hatte gar nichts gehört, und das Wundern hatte sie sich wohl auch schon lange abgewöhnt. Aber der alte Gruschke, der sollte sich noch wundern, sehr sogar, als er am Morgen in die Wagenremise kam und ihm dort ein tiefes, laut dröhnendes Schnarchen entgegentönte. »Doa schloag doch Gott dem Düwel...«, der Fluch blieb ihm in der Kehle stecken, als er im Schlitten unter der Pelzdecke seinen nicht gerade sehr langen, dafür um so rundlicheren Herrn dicht zusammengerollt friedlich schlafen fand! Verflixt! Das konnte nun doch um Kopf und Kragen gehn! Der Gruschke hatte wohl sein Lebtag nicht solch dummes Gesicht gemacht. Aber nachdem er eine Weile seinen struppigen Schädel gekratzt hatte, kam ihm doch noch ein rettender Gedanke. Leise, leise, um das Herrke nur ja nicht zu wecken, zog er den Schlitten wieder hervor, holte die Pferde und spannte sie ins Geschirr, zog sich den dicken Pelz an, stülpte eilig die Mütze über den Kopf, und dann machte er eine kleine Runde um den morgenstillen Gutshof. Dann kam er noch einmal durchs Tor und fuhr mit einem schneidigen Ruck, daß die Pferde ein wenig bäumten und die Glocken lustig klangen, vor der Wagenremise vor, grad so akkurat, wie es sich für einen herrschaftlichen Kutscher gehört und als hielte er vor einem Schloßportal. Richtig, nun war das Herrke aufgewacht!

»Gnädjer Härr, wi sönd to Hus!« meldete der Kutscher und half seinem ganz verschlafenen Herrn aus dem Schlitten. Der

Gutsbesitzer fand sich noch gar nicht ganz zurecht. »Ist spät geworden, Gruschke?« fragte er und wußte nicht, ob er die Sonne oder den Mond am Himmel suchen sollte.

»I wo«, meinte der Kutscher, »sö schloape noch all, ös joa Sünndag hied!«

»Sonntag? Schon Sonntag? Hatt' ich dir nicht gesagt, beim Choral da sollst du vorfahren?!«

»Joa, joa, gnädjes Härrke, aber vorfahren un abfahren is zweierlei!« lachte der Kutscher.

Der Gutsbesitzer konnte sich auf nichts mehr besinnen. »Seltsam, ganz seltsam!« meinte er. »Da bin ich wohl mal wieder richtig dran gewesen, Gruschke, was?«

»Ward wohl so sind, gnädjer Härr!« sagte der mit dem treuherzigsten Gesicht, und da hatte er auch schon einen Extrataler in der Hand.

»Wird Zeit, daß du auch mal wieder dran bist, Gruschke!«

»Ganz wie's so paßt, gnädjer Härr, ganz wie's so paßt!« dienerte der. Er hatte richtig mal wieder Glück gehabt.

Auch der Gutsbesitzer hatte Glück, denn seine Frau hatte weder etwas von der späten noch von der frühen Heimkehr gemerkt. Frisch und vollkommen ausgeschlafen saß er bald darauf schon vor ihr am Frühstückstisch. Er schien wirklich sehr solide gewesen zu sein. Zur Sicherheit fragte die Gnädige über Mittag aber doch noch den Kutscher, ob der Herr ihn wieder lange auf dem Schloßhof habe warten lassen. Da sagte der alte Gruschke: »I wo, gnädjes Frauche, pinktlich beim Choral war ich da, und beim letzten Blaser ging's los, wie bestellt und abgeholt, gnädjes Frauche!«

Damit mußte sich die Gnädige zufrieden geben, denn lügen, nein, das tat der Gruschke nicht. So viel pfiffige Auswege er oft auch zu finden wußte, lügen tat er nicht.

ERNST WIECHERT

Abschied von meinem Vater

Als Sohn eines Försters kam Ernst Wiechert am 18. Mai 1887 in Kleinort, Kreis Sensburg, zur Welt. Die Landschaft seiner Kindheit, die einsamen Wälder seiner masurischen Heimat prägten den Menschen wie den Dichter und Schriftsteller. Er studierte an der Albertus-Universität in Königsberg und ging in den höheren Schuldienst. Im Ersten Weltkrieg erschien sein erstes Buch, in den zwanziger Jahren wurde er rasch bekannt und konnte sich schließlich ganz seiner dichterischen Arbeit widmen. In seinen Erinnerungsbüchern »Wälder und Menschen« und »Jahre und Zeiten« lebt der deutsche Osten weiter, in der Rückschau eines Dichters, der das Wesen dieses Landes und seiner Menschen in der Kindheit in sich aufnahm und auf diesem Urgrund sein Werk wachsen ließ. »Der silberne Wagen«, »Jedermann«, »Die Magd des Jürgen Doscocil«, »Die Majorin«, »Die Hirtennovelle«, »Das einfache Leben«, »Missa sine nomine« sind Stationen seiner Auseinandersetzung mit der Welt und den Menschen. Wegen Widerstandes gegen den Nationalsozialismus in Reden und Aufsätzen wurde er zwei Monate lang in das Konzentrationslager Buchenwald verbracht und lebte danach zurückgezogen auf seinem Hof bei Wolfratshausen und in Uerikon (Schweiz), wo er am 24. August 1950 starb. Der folgende Beitrag stammt aus seinen Jugenderinnerungen.

Stunde auf Stunde fuhren wir durch den Wald. Zuerst suchten wir nur die Stellen auf, an denen die Bilder der Erinnerung standen, aber dann fuhren wir, um »das Ganze« zu bekommen. Es war uns, als müßten wir uns erfüllen bis zum Grunde mit den Bildern aller Wälder und Seen, aller Moore und aller lautlos

ziehenden Wolken, aller großen Einsamkeit und aller Düfte und
Stimmen, die aus der besonnten Erde aufstiegen. Wir würden sie
niemals wiederfinden, und so lange hatten wir sie entbehren müssen. Wir sahen hohe Gatter, die man um den Wald gezogen hatte,
um das Rotwild am Austreten zu hindern, und es konnte ja sein,
daß man um dies alles einmal Gitter zog und daß wir nur von
ferne würden hinüberblicken dürfen in das verheißene Land.
Keiner von uns wußte, was den Menschen noch in den Sinn kommen würde und wie sie mit Gott und Erde und Wald verfahren
und handeln würden.

Aber noch blühten die hohen Lupinen an den Wegrändern,
die Schmetterlinge warfen ihr Farbenspiel von Staude zu Staude,
die Sperber kreisten klagend über dem Stangenholz, und aus den
blauen Tälern wehte es kühl und sanft wie vor langer Zeit.

Der andre See lag dunkel wie stets zwischen den Wänden von
Schilf, und an seinem Ende flimmerte die Wiese, auf der Trilljam
gehalten hatte, mit seinem gelben Mantel und seinem gelben
Pferd. Aber sein Böses war längst versunken, ausgelöscht von der
Gerechtigkeit der Jahre, und nur ein blasses Traumbild war von
ihm geblieben, das hinter den fernen Erlen in der Sonne zerglitt
oder im schwarzen Fließ versank.

Gereinigt war die Welt von allem Bösen, wie wir dort unter
den blauen und weißen Blumen hielten und die langsam sinkende
Sonne uns mit rotem Licht umwob. Mein Vater hatte die Hände
über dem Stock gefaltet und blickte über Wald und See. Ich wußte nicht, ob er in das Vergangene oder in das Zukünftige sah.
Aber es würde sich ihm nun wohl zusammenschließen in den großen Ring, wo alles Anfang und alles Ende ist. Sein Wald war
gewachsen, seine Söhne waren gewachsen. Er hatte manches dazu
getan und manches versäumt. Aber das Getane und das Versäum-
te hatte das Schicksal still in seine Hände genommen, hatte ge-

formt, gelenkt und gewandelt, nach einer tieferen Einsicht und einem tieferen Gesetz, und er konnte nun ruhig hinsehen über seine achtzig Jahre. Er hatte erkannt, daß die Menschenhand eines der kleinsten Werkzeuge in Gottes Haushalt ist.

Einmal trafen wir einen Mann mit der Axt über der Schulter, der vor uns die Straße kreuzte. Es war nichts Besonderes an ihm, wie er still und stetig vor sich hin ging, uns kaum mit einem Blick streifend, und wieder in den Wäldern versank. Aber wir sahen ihm lange nach. Er war der einzige Mensch auf unserer Fahrt, und alles schien uns bedeutungsvoll an ihm: die Schirmmütze über dem stillen Gesicht, die geneigten Schultern, der lange und ruhige Schritt derer, die immer allein durch die Wälder gehen. Es kam uns vor, als sei er für alle, die dort gegangen, die wir gekannt hatten, Haumeister, Waldarbeiter und kleine Kätner, ein langer Zug, und viele Tote gingen in ihm. Die Bildung hatte sie nicht erleuchtet, das Wort Gottes war oft nur auf ihren Lippen zu Hause und das Gesetz war selten ihr Bruder gewesen. Aber wir hatten gelebt mit ihnen, sie waren die Menschen unsrer großen Einsamkeit gewesen, Helfer oder Feinde. Die Sonne hatte kaum ihren Sonntag beschienen, ihr Garten trug ihnen keine Rosen. Aber an diesem Lande hatten sie teilgehabt mit Leben und Sterben, an Wald und See, an Wiese und Feld. Und nicht zuletzt an dem großen Feuer, das die Geschichte angezündet hatte über dieser schweigenden Erde.

»Sind sie auch so bei euch, dort unten?« fragte mein Vater.

»Nein, sie sind anders, aber auch sie haben ihre Mühe und Not.«

Es war uns schwer, weiterzufahren. So still war dieser abendliche Ort. Nur die Rohrsänger schwatzten am Ufer vor sich hin, und der herbe Ruf des Tauchers hob sich ab und zu über die stille Welt. Hinter dem blauen Hochwald mußte der Schreiadlerhorst liegen, und wenn ich die Augen schloß, war es wie damals. Die Zeit hielt an und drehte sich langsam zurück, Speiche für Speiche, wie ein ausschwingendes Rad. Bis an die Tür des Paradieses. Sie tat sich auf, und wie hinter einem Schleier war noch einmal der Garten Eden zu sehen, Baum und Tier und der kindliche Mensch, und keine Hand noch hatte den Baum der Erkenntnis berührt.

»Nun wollen wir noch zum großen See«, sagte mein Vater.

Lange sahen wir von der Höhe auf das dunkle Wasser. Am andern Ufer, vor der Schilfwand, stand ein Fischer in seinem grauen Kahn, und die sinkende Sonne legte ein feuriges Band um jede Linie seiner Gestalt. Die letzten Wolken sanken rötlich beglänzt unter den Horizont. Die Nacht war schon zu ahnen, eine große, lautlose Nacht, in der die Sternbilder vom Aufgang zum Niedergang wandeln würden und ihre Spiegelbilder im unbewegten Wasser. In der Tau fallen würde auf Pflanze und Baum und auf die Gewebe der Spinnen, die sich vom Schilfhalm zu Schilfhalm schwangen. In der die Erde sich tränken und unsre Spuren matter werden würden, bis der Sand sie verwehte und das Gras sie überwuchs.

Der ferne Kahn glitt nun lautlos an der Rohrwand entlang und unter ihm sein Spiegelbild, bis sie in einer Bucht des Schilfes verschwanden. Die Nacht konnte kommen. Der Mensch hatte ihr Platz gemacht.

Ich pflückte eine Handvoll Erdbeeren, und wir aßen sie zusammen. Sie waren noch warm von Tag und Sonne. Dann fuhren wir fort.

Und dann verirrten wir uns in unserem Walde. Wir suchten die alten Jagensteine, aber sie waren fort. Fremde Gatter liefen den Weg entlang, und es dauerte eine Weile, bis wir wieder die Straße fanden. Mein Vater schüttelte den Kopf, und es schien mir, als sei er noch tiefer zusammengesunken.

Doch wollte er noch einmal das Haus sehen, und wir fuhren auf den Hof. Das Tor stand offen, und niemand war da. Die Esche ragte hoch über den Giebel, und die Blumen dufteten in der Abendluft. Wir sahen lange auf die Schwelle, die von unsren Füßen schief geworden war. Es war ganz still, als ob niemand mehr hier lebte. Nur eine Drossel sang in einer Fichte am Waldrand. Mein Vater wandte den Kopf und lächelte. Er hatte alles andere vergessen. »Schön singt sie«, sagte er. »Nirgends sangen sie so schön wie hier...«

Dann fuhren wir leise durch das offene Tor hinaus.

Am nächsten Morgen mußte ich Abschied nehmen. Wir wußten alles, aber wir ließen es uns nicht merken. Mein Vater und Tante Veronikas Schwester standen am Zaun. Sein Gesicht war wie immer gütig, mit einem leisen Schimmer der Traurigkeit, der nur mir vernehmlich war. Und ich dachte, ob es mir auch einmal gegeben sein würde, so still und ruhig dazustehen, wenn das Leben Abschied von mir nähme, und keinen Schlag des Herzens hinauszulassen in die Sichtbarkeit, damit es den anderen leichter würde. Er hatte niemals etwas gelesen von den Großen des Geistes, die Adel und Stille und Haltung verlangten vor den Bildern des Lebens wie vor denen des Todes. Er hatte nur seinen Wald gehabt und dreißig Jahre der Einsamkeit. Und die Bibel, in der er zu lesen pflegte, so lange seine Augen die Buchstaben erkennen konnten. Die lauten Forderungen seines Zeitalters waren unbeachtet an ihm vorübergegangen. Er betrachtete sie wie seltsame Traumbilder kranker Kinder. Sein Wald war nicht laut und lärmend gewesen, so brauchten es die Menschen auch nicht zu sein.

So hatte er sein Gesetz aus wenigem geschöpft. Oft war er in die Irre gegangen, aber das Alter hatte ihm Weisheit geschenkt und das gütige Lächeln derer, die still zugesehen haben, wie die Menschheit ihre bunten Reifen über die Straßen trieb. Keiner war

86

in den Himmel geflogen, wie die Treibenden laut verkündet hatten; die meisten waren im Staub des Grabes liegen geblieben, und die wenigen, die noch in der Ferne ihrem Ziel zurollten, waren nicht bunt und laut an ihm vorübergekommen.

Er hatte wenig gewünscht in seinem Leben und keinen Glanz erworben. Aber dies war ihm erfüllt worden: daß Wald und Söhne aufwuchsen und ihm Schatten gaben. Und daß ich noch einmal gekommen war, um bei ihm zu sein und die alten Wege mit ihm zu fahren. Und daß ich bei ihm nichts hatte sein wollen als sein Kind. Er sah mich abfahren und nickte mir zu. Er wußte, daß er mich nicht halten durfte, und war es zufrieden. Er wußte auch, daß er mich nicht mehr wiedersehen würde, mein äußeres Bild, und auch das war gut. Alles hatte seine Zeit, und er wollte ja hinausgehen aus der Zeit, ohne etwas zu halten oder mitzunehmen.

Dann verhüllte der Staub des Weges mir sein Gesicht.

Es konnte wie ein Zeichen aussehen, aber es war es nicht: daß Nebel fiel, kaum daß ich die nächste Biegung erreicht hatte. So dicht, daß er das Bild des Waldes zu meiner Rechten verbarg, das mich noch lange hätte begleiten sollen. Wie eine Wand kam er auf mich zu, daß nur der grüne Leib des Wagens wie ein langsamer Pflug sie teilte. Es war mir recht so, daß ich nun ganz allein war, ohne Bilder und Zeugen, und daß ich ganz langsam nur, Schritt für Schritt gleichsam, aus meiner Heimat verging. Der Taucher rief aus dem Nebel, aber ich sah ihn nicht und nicht den See; nur mitunter erschien die Sonne als ein heller, geisterhafter Kreis in einer nicht zu ermessenden Ferne.

Ich hatte keine Gedanken, denn das Herz war mir schwer. Ich lauschte dem leisen Gang des Motors, wie ein Kind in Trübsal dem Gang einer Uhr lauscht, und ich konnte nichts dafür, daß aus dem einzigen Ton in diesem Nebelmeer die Hölderlinschen Verse in mir aufstiegen. Die lang vergessenen, und niemand könnte sagen, weshalb gerade sie aus der verschollenen Tiefe ans Licht sich hoben:

> Weh mir, wo nehm' ich, wenn
> es Winter ist, die Blumen, und wo
> den Sonnenschein
> und Schatten der Erde?
> Die Mauern stehn
> sprachlos und kalt, im Winde
> klirren die Fahnen...

Da endlich kamen mir die Tränen, und es war mir leichter, so fortzugehen unter den schmerzlichen Worten des einsamen Dichters, die wie Flügel über mir rauschten, dunkel und von Schwermut getränkt.

Ein halbes Jahr später trugen sie meinen Vater auf den kleinen Friedhof vor seinem Hause. Kiefern stehen dort im Sand, und der Blick geht weit hinaus, über die Felder und Wiesen bis zu dem großen Wald, von dem er Abschied genommen hatte mit mir. Die großen Wolken meiner Heimat ziehen über den stillen Platz, der Schrei der Kraniche und der Wildgänse fällt aus der Höhe hernieder, und wenn der Wind von Osten kommt, bringt er den strengen Atem des Waldes mit. Es ist ein schöner Platz für jemanden, der in seinem Leben viel allein gewesen ist.

PAUL BROCK

Yascha und die Wölfe

*Am Memelstrom, nicht weit von der russischen Grenze, wurde Peter Paul
Brock am 21. Februar 1900 geboren. Die frühen Eindrücke seiner Kindheit
am Strom prägten sein Wesen; die Menschen seiner engeren Umgebung, die
Bauern auf der einen und die von Fernsehnsucht erfüllten Schiffer auf der
anderen Seite, tauchen immer wieder in seinen Werken auf, in denen die
untergründige Spannung zwischen den Seßhaften und den Fahrenden ein
wesentliches Stilelement darstellt. Peter Paul Brock fuhr, einer Tradition in
der Familie folgend, selbst zur See, um sich später ganz der Schriftstellerei
zuzuwenden. Seinem ersten Roman »Der Schiffer Michael Austyn« folgten
rasch weitere Veröffentlichungen; für den Roman »Der Strom fließt« wurde
er mit dem Herder-Preis ausgezeichnet. Seine Bücher fanden weite Verbreitung und wurden in mehrere Sprachen übersetzt. Nach der Vertreibung
erhielt Brock den Kulturpreis der Landsmannschaft Ostpreußen. Er lebt
heute als freier Schriftsteller in Schmalenbeck bei Hamburg.*

Wenn Sie mich danach fragen – sagte Ernst der Großknecht – ich
bin der Meinung, daß der Herr nichts verstanden hat. Er war,
äußerlich gesehen, ein großartiger Herr – und reich; er besaß ein
beträchtliches Stück Erde, und Vieh dazu. Aber Besitz allein
macht nicht klug, es muß hinzukommen, daß man auch weiß, wie
alles beschaffen ist. Und vor allem muß man sich selber kennen
und wissen, wie weit man in seinem Tun und Lassen zu gehen
hat. Der Herr wußte weder eins noch das andere.

Da hat ihm Yascha, wenn sie auch nur eine Hündin war, und

nicht mal eine von guter Art – so ein Köter, wie man zu sagen pflegt –, eine Lehre erteilt. Man wird zwar einwenden, sie sei eine Kreatur gewesen und habe kreatürlich gehandelt, einfach triebhaft – nun, gewiß! Aber ganz so ist es wiederum nicht. Sie hat es zuerst in anderer Weise versucht, mit Bitten: sei doch vernünftig, Herr! Laß doch deine menschliche Einsicht und Güte sprechen und dann erst entscheide dich!

Daran ist sie gescheitert, daß sie an die Einsicht und an die Güte des Menschen geglaubt hat; daran ist auch der Herr gescheitert, daß er sich überschätzte, seine Machtfülle zu hoch anschlug. Alle Menschen scheitern daran, daß sie die Gesetze des Lebens nicht kennen, durch die ihnen Grenzen gesetzt sind. Es ist der Fehler, an dem viele zugrunde gehn.

Yascha war also ein Köter, dafür konnte sie nichts. Die Umstände, die sie ins Leben hineinwarfen, hatten sie dazu gemacht – und der Herr, der sie hungern und verkommen ließ und sie mit Fußtritten traktierte. Aber ihr eine Verantwortung aufzubürden, das lag dem Herrn wohl. Yascha mußte den Hof bewachen und alles, was ihm gehörte, dem Herrn, meine ich. Und das tat Yascha gut und gewissenhaft. Kein Fremder durfte den Hof betreten oder verlassen, wenn der Herr es nicht wollte. Jeder hütete sich, wir selbst hüteten uns, Yascha zu nahe zu kommen; sie ließ nicht mit sich spaßen.

Aber einmal hatte auch Yascha ihre glückliche Stunde. Als wieder einmal die Zeit ihrer Bereitschaft gekommen war, die die Natur ihr schenkte – wie man weiß, ist die Natur blind im Geben –, fand sich ein Partner, der irgendwoher gekommen sein mochte. Yascha brachte zwölf Welpen hervor; man konnte ihr ansehen, wie beglückt sie war; Mutter von zwölf Welpen zu sein, ist das nichts?

Doch es währte nicht lange, eine Nacht... eine halbe Nacht,

da trat wieder der Herr in Aktion. Als er kam und die Bescherung sah, zögerte er nicht, zehn Leben auszulöschen, wie man Kerzen ausbläst. Hätte er ihr wenigstens die zwei besten Kinder gelassen. Aber nein, was übrigblieb, das waren ausgerechnet die Schwächsten.

So sehr sich Yascha mühte, sie zu erhalten, eines Tages waren sie dahin, vorbei das große Glück. Wohin mit der Fülle der Nahrung, die auf samtweiche Mäuler wartete und nun zu stechen begann? Der ganze Reichtum war unnütz und bereitete Qualen wie alles, was unnütz ist auf der Welt.

So verhielt es sich, als die Stunde der Bewährung kam, wo sich alles entscheiden mußte, ob das Recht der Kreatur auf Leben siegt oder der menschliche Unverstand.

Eines Nachts, als ein furchtbarer Schneesturm wehte, witterte Yascha plötzlich Gefahr; nicht für sich, für den Herrn. Der Herr schlief – wir alle schliefen, bauend auf Yaschas Verläßlichkeit. Von uns hatte keiner gehört, wie das Vieh im Stall an den Ketten zu zerren begann, wie es brüllte und sich aufbäumte. Aber Yascha gab ihren hellen, warnenden Laut: Wach auf, Herr! Komm heraus, ein Wolf ist im Stall!

Gut, wir waren zur Stelle. Wir taumelten aus den Betten, griffen im Dunkeln nach den Pelzen, tasteten uns zu den Stiefeln; es dauerte viel zu lange, Yascha war schneller. Sie handelte, sie folgte der Witterung, fand das zerbrochene Fenster, durch das der Wolf Einlaß gefunden hatte. Yascha zwängte ihren Kopf hindurch und zog ihren schweren, großen Leib hinterher.

Da stand schon der Eindringling, verharrte unbeweglich im dampfenden Blutstrudel eines gerissenen Kalbes, dessen Fleisch noch zu retten war. Wir hörten nur den Kampf von draußen, das Aufeinanderprallen der Tiere, ab und zu einen knurrenden Laut, jämmerliches Aufheulen, dazu die Panik der Rinder – dann war es soweit. Meine Hände zitterten; es vergingen Sekunden, ehe ich die Stalltür aufreißen konnte. Hinter mir der Herr, dahinter die anderen Knechte, die ihre Laternen erhoben.

Im Lichtschein war Yascha zu sehen, blutbefleckt, mit zitternden Flanken und schäumenden Lefzen, den verzuckenden Gegner mit seltsamem Eifer beschnüffelnd, denn – der Wolf war eine kleine, halbverhungerte Wölfin und nicht nur Yascha wußte, daß es ein Muttertier war, das seine Jungen verlassen hatte, da draußen im Schnee irgendwo, weil der Fluß der Nahrung in ihm zu verkümmern begann. Natürlich, darin waren wir einer Meinung mit unserem Herrn, wir mußten hinaus, um die Brut zu suchen und ihr den Garaus zu machen. Sicher, so sagten wir uns, wären die Jungen ohnehin elendiglich umgekommen, aber für alle Fälle: Wer läßt schon Wölfe am Leben vor der eigenen Tür? Wir ließen uns Zeit, bis der Morgen anbrach.

Wir hatten aber nicht mit Yascha gerechnet. Yascha dachte anders als wir, oder besser gesagt: sie folgte ihrem Instinkt. Im Hin und Her unserer menschlichen Gedankengänge würden wir es so ausdrücken: die kinderlos gewordene Mutter hatte einer Schar junger Wölfe die Mutter getötet; jetzt machte sie sich auf den Weg, das hilflose Leben zu retten.

Nein, so edle Gefühle kannte Yascha nicht. Es war einfach der Trieb, sich der Milch zu entledigen, die ihr Schmerzen verursachte. Das Nest aufzufinden wird ihr kaum schwergefallen sein; sie brauchte nur die Spur des Wolfes zurückzuverfolgen.

Jetzt kommt der entscheidende Punkt, wo es gilt, sowohl Yascha wie unserem Herrn Gerechtigkeit widerfahren zu lassen, als auch den Fehler herauszufinden, der alles, was nun geschah, ausgelöst hat. Natürlich waren wir alle dafür – ich sagte es schon –, daß die jungen Raubtiere beiseite geschafft wurden; insofern gaben wir dem Herrn recht.

Aber er hatte unbesonnen und töricht gehandelt, ja gegen Recht und Natur, als er Yascha die Welpen nahm; gewiß, einen Teil, das will man ihm zugestehn, aber nicht alle, und nicht so, daß er mit sicherem Blick ihr die Allerkümmerlichsten ließ; so klug war er schon, um zu wissen, daß Yascha die nicht durchzubringen vermochte, bei aller rührenden Sorgfalt nicht.

Das war sein erster Fehler gewesen.

Der zweite lag darin, daß der Herr kein Gefühl für die natürliche Grenze hatte, als der Augenblick kam, von dem ich nun gleich berichten will, wo der Herr seine Befehlsgewalt, seine Macht als Mensch überschätzte, wo Yascha sich aufbäumte und sich das Kreatürliche in ihr als das Stärkere erwies. So unglaubhaft es klingen mag, es ist wahr: im Bereich zwischen Mensch und Mensch sind die Grenzen der Macht weiter gesteckt, die einer über den anderen hat; wir ducken uns immer noch mal, und noch ein bißchen mehr, als es uns tragbar erscheint, wenn ein Tyrann die Knute über uns schwingt. Aber das Tier...

Am Ende war es so: Ich hörte den Herrn aus dem Haus kommen. Ich dachte mir gleich, nun würde er uns zusammenrufen, um auf die Jagd nach den jungen Wölfen zu gehn; um seinem Befehl zuvorzukommen, ging ich hinaus auf den Hof. Da sah ich den Herrn zu Yaschas Hütte hinüberschreiten; richtig, ohne Yascha wäre es ein aussichtsloses Beginnen gewesen. Ich ging ihm nach und hörte, wie er den Hund rief.

Yascha rührte sich nicht. Es war das erste Mal, daß sie den Gehorsam verweigerte. Aber sie wedelte freundlich dabei; man hörte die lange, starke Rute gegen die Holzwände schlagen; ihr geschundener, blutüberkrusteter Kopf lugte aus der Hütte heraus. Ich sagte: »Vielleicht ist sie verwundet, Herr, und kann darum nicht kommen!«

Der Herr bückte sich und schaute in die Hütte hinein. »Nein!«

sagte er verwundert. »Komm einmal her! Hast du so etwas schon gesehen?«

Da sah ich es auch: drinnen lagen neben dem mächtigen Leib der Hündin vier kleine Wölfe; ihre Lichter funkelten. Yaschas gute Augen glitzerten stolz und angstvoll zugleich, als wollten sie ausdrücken: Sieh her, ich habe wieder Kinder! – Du läßt sie mir doch?

Doch der Herr erhob seine Stimme: »Yascha, komm!«

Yascha gehorchte. Sie sprang polternd auf, kam heraus. Aber sie stellte sich quer vor den Einschlupf, demütig und entsetzt zum Herrn aufblickend. Immer noch wedelte sie freundlich.

Ich sagte – wahrhaftig, das Herz tat mir weh – »Herr!« sagte ich, »lassen Sie sie vorläufig in Ruhe; wir werden sie schon gelegentlich mit einem Knochen fortlocken, und dann...« Aber der Herr hörte nicht auf mich. Er holte eine Axt aus dem Stall. Yascha blieb geduckt vor der Hütte liegen. Ihr Fell begann sich merklich zu sträuben, sie fletschte ihr Gebiß. Auch der Herr mußte es sehn, aber er wollte nicht. Er dachte eben, er könne sich alles erlauben.

»Yascha, mach Platz!« schrie er.

Da warf Yascha sich dem Herrn mit einem mächtigen Satz und einem Laut der Verzweiflung entgegen. Er fiel wie ein Baum rücklings in den Schnee. Ich stand hilflos daneben. Was hätte ich tun sollen? Ich sah, wohin so etwas führte. Der Herr lag da und rührte sich nicht mehr, und Yascha leckte ihm das Gesicht.

GRETE FISCHER

Letzter Sommer

Am 11. Februar 1922 kam Grete Fischer in Stettin zur Welt. Nach ihrem Staatsexamen als Säuglingsschwester wurde sie Fürsorgerin in der Memelniederung und lernte das einfache Leben der Menschen in dieser einsamen, weltabgeschiedenen Landschaft mit allen seinen Höhen und Tiefen kennen. Ostpreußen wurde ihr zur zweiten Heimat. Ihre Erzählungen aus der Memelniederung erschienen in mehreren Anthologien, Jahrbüchern und Zeitschriften. Grete Fischer lebt heute in Wolfenbüttel.

Begonnen hatte es wie immer – so, wie all die Jahre zuvor. Mit aufbrechenden Knospen hatten Birken und Weide an die Fensterscheiben gepocht, zaghaft erst – wie Kinder, die zu lange ausgeblieben und nun nicht sicher waren, ob es Strafe geben würde oder ob man froh war, daß sie nun endlich da waren.

Dann plötzlich, über Nacht, hatte der Wind einen grasgrünen Teppich über die Deiche und Dämme geweht; dem Sommer war es vorbehalten, sein Blumenmuster hineinzustreuen – und den Frauen und Mägden, ihre Wäsche darauf zu bleichen. Früh, wenn der Nebel noch über dem Fluß dampfte, rumpelten ihre Karren mit den schweren Körben dem Bleichplatz zu. In gemäßem Abstand watschelten die Gänsefamilien hinterdrein, sie hielten großes Geschnatter über ihre gerade ausgeschlüpfte Brut, die natürlich auch schon mit von der Partie war.

Mamache saß im Gärtchen vor dem Haus, neben sich ein dikkes Knäuel ungebleichter Schafwolle. Nicht schwer zu erraten, was sie gerade strickte – Strümpfe, Pulswärmer!

»Aber Mamache, jetzt mitten im Sommer?«

Sie hatte viele Söhne zu bestricken, man sah es nicht nur an den klappernden Nadeln in ihren gichtigen Händen. Ab und an ruhten die gefaltet im Schoß, wie eben jetzt, oder sie blätterten behutsam in einem schon arg zerlesenen Brief. Man hätte den Krieg verleugnen können – die Welt rundherum war des Blühens voll –, wenn nicht die Briefe in den Händen der Alten gewesen wären. Sie las diese wohl, der immer schlechter werdenden Augen wegen, mehrmals am Tag.

Der alte Skroblies nebenan ging, sein Pfeifchen schmauchend, an stillen Abenden zwischen seinen Bienenkörben umher. »Gutes Jahr, Mamache, ich denk', wir werden massig Honig haben.«

»Na ja, is man gut so.«

Sie liebten das Plachandern über den Gartenzaun hinweg.

Von Atmath drüben konnte man oft das Rollen von Kutschen, das ungeduldige Trappeln der Pferde herannahen hören. Man nutzte die Sommertage, genoß diese warmen, friedvollen Stunden, ließ sich zersausen vom Wind, der duftend und etwas salzig zugleich über das sommerliche Land wehte.

Die alte Fähre brachte Gespanne und lachende Menschen über den Fluß nach Elchwinkel, Stunde um Stunde. Dann ging es weiter nach Skirwieth, die Pferde liefen im fröhlichen Trab. Die gefräßige Vogelschar wartete und kadreierte in den Baumkronen, ob da unten wohl noch etwas zu holen sei.

Man schaffte schwer in den Feldern, doch verstand man es, wie nirgendwo sonst, auch Feste zu feiern. Dieser Sommer forderte dazu heraus mit seinem Glühen und Blühen. Es war wie ein Taumel in Lust. Bei Buttkereit oder Petruweit aßen die Gäste gefüllten Hecht, man trank selbstgebrauten Obstwein dazu, hin und wieder ein Gläschen Bärenfang. Es war des Lachens, Lebens und Lärmens kein Ende.

In den kleinen Katen duftete aus großen, irdenen Schüsseln manch köstliche Buttermilchsuppe, und man brach dunkles, schweres Brot dazu, grad so aus dem alten Backofen. An Sonntagen zumal traf sich groß und klein, und es gab nicht selten Sauerampfer mit Klunkern. Zum guten Schluß, ehe die Teller gefüllt, schöpfte die Hausfrau süßen Schmant darüberhin.

In den Gärten wurden Himbeeren gepflückt, und roter Rips hing in schweren Trauben an riesigen Büschen. Schnitter auf den Feldern winkten mit großen rotweißen Schnupftüchern, ehe sie sich den Schweiß von der Stirn wischten. Man trug die Kornblumen in dicken Sträußen heimwärts auf den Tisch mit altem, handgewebtem Leinen darauf. Es sollte noch – später am Nachmittag – Beestwaffeln geben.

Die alte Liese hatte gekalbt, auch ein Grund zum Feiern, und ein Tutche Kaffee fand man noch immer in irgendeinem Eckchen. Auf der Memel schwammen kleine Ruder- und Paddelboote vergnüglich dahin. Dort, wo der Fluß sich teilt, glitten sie in den kleineren Flußbetten unter tief hängenden Weiden hinweg, weiter bis an das Haff. Dort, bei den Fischern, gab's dann frische gebratene oder geräucherte Aale und Makrelen. Erdmute holte danach aus dem Brunnen die gekühlte Milch und schöpfte die Becher voll, daß es schäumte. Vor der Kate sitzend winkten sie dann dem Kahn, der langsam durch das Haff von Nidden herüberkam, einen herzlichen »Guten Abend« zu. Und der Glanz eines Sommertages verglühte langsam in den Gesichtern der Heimkehrenden. Zwei junge Leute hatten Räder dabei. Die waren schon von größerer Fahrt gekommen, von Memel vielleicht über Sandkrug, Schwarzort, Perwelk, Preil, Nidden – immer auf der alten Poststraße, entlang dem Meer.

97

Auf Wiedersehen im nächsten Jahr! und sie winkten mit Ta-
schentüchern. Von Heydekrug ging es dann weiter mit dem D-
Zug zurück »ins Reich«.

Sie werden den Sommer nie vergessen, diese Ferientage am
Meer, diese Stunden, wenn die Fischerkähne über das Haff heimwärts zogen. Sie wußten es schon, als der Zug sich in Bewegung
setzte, viel zu schnell das Land, die blumigen Wiesen, Ährenfel-
der und Birkenwäldchen durchfuhr.

Die Sonne brannte heiß in diesem letzten Sommer, glühte in
den Herzen der Menschen, als müsse sie eine Flamme darinnen
entzünden, ein Feuer entfachen, daran sie sich wohl erwärmen
konnten – später, in eisigkalten Winternächten.

MARION GRÄFIN DÖNHOFF

Ritt durch Masuren

Auf dem Familiensitz der Dönhoff, in Friedrichstein im Samland, wurde Marion Gräfin Dönhoff am 2. Dezember 1909 geboren. Sie studierte an den Universitäten Frankfurt/M. und Basel, wo sie auch promovierte. Seit 1946 arbeitete sie in der Redaktion der Wochenzeitung »Die Zeit« als Ressort-leiter für Politik und stellvertretender Chefredakteur, heute ist sie Chef-redakteur dieser angesehenen Zeitung. Viele Reisen führten Gräfin Dönhoff in alle Erdteile; ihre Reiseberichte fanden weiten Widerhall. In ihrem Buch »Namen, die keiner mehr nennt« (1962) hat sie Ostpreußen, seinen Men-schen und seiner Geschichte ein Denkmal gesetzt. Marion Gräfin Dönhoff wurde mit dem Joseph-E.-Drexel-Preis und dem Theodor-Heuss-Preis aus-gezeichnet; der Börsenverein des Deutschen Buchhandels erkannte ihr den Friedenspreis für das Jahr 1971 zu.

17. September 1941

Nach wochenlangem Regen der erste wirklich leuchtend klare Herbsttag! Sißi und ich treffen uns am Morgen in Allenstein auf der Verladerampe des Güterbahnhofes. Soldaten, Urlauber, mili-tärische Transporte – ein zeitgemäßes Bild. Wir satteln noch im Waggon, denn beide Pferde sind so unruhig, daß sie – einmal ihrem Gefängnis entronnen – keinen Augenblick stillhalten wür-den. Die Mäntel werden, sachgemäß zu einem länglichen Wulst zusammengerollt, hintenaufgeschnallt, die Satteltaschen befestigt und die Pferde dann unter großem Gewieher und Geschnaube aus dem Waggon gezogen.

99

Wir müssen quer durch ganz Allenstein, um in Richtung Lanskerofen den Weg über Jommendorf–Reußen zu erreichen, eine
aufregende Angelegenheit, denn bei jedem Lastwagen und jeder
Elektrischen sprengt einer vor uns quer über die Straße. Endlich
der ungewohnten Stadt entronnen, geht es gen Süden, zunächst
noch auf einer Teerstraße, eingefaßt von Ebereschen, deren grell-
rote Beeren selbstbewußt und fröhlich den tiefblauen Himmel
anstrahlen. Aber schon vor Reußen verlassen wir diese »Kunst-
straße« für eine Reihe von Tagen, während deren wir sie nur gelegentlich verächtlich kreuzen.

In Reußen erklimmen wir zwischen alten Holzhäusern einen
steilen, sandigen Hang, und dann liegt vor uns, in allen Farben
leuchtend, der riesige Komplex der südostpreußischen Forsten, in
den wir jetzt eintauchen werden. Links ein blauer See, gesäumt
von dunklen Fichten, rechts ein paar Kartoffelfeuer, deren
Rauchsäule steil zum Himmel ansteigt, wie ein Gott wohlgefälli-
ges Opfer, und davor eine Birke in der letzten Vollkommenheit
ihrer herbstlichen Schönheit.

Solche Bilder, das Fallen der Blätter, die blaue Ferne, der
Glanz der herbstlichen Sonne über den abgeernteten Feldern, das
ist vielleicht das eigentliche Leben. Solche Bilder schaffen mehr
Wirklichkeit als alles Tun und Handeln – nicht das Geschehene,
das Geschaute formt und verwandelt uns.

Ich bin voller Erwartung. Was werden wir noch alles schauen
in diesen Tagen der reifenden Vollendung. Ich weiß nicht, ob es
dir auch so geht, daß du manchmal das Gefühl hast, ganz dicht
davorzustehen, nur noch durch einen dünnen Schleier davon getrennt zu sein – wovon eigentlich? Von der Erkenntnis? der
Wahrheit? dem Leben? ich weiß es nicht, aber ich ahne es und
warte darauf mit jener Gewißheit, mit der man nur das Wunder
erwartet.

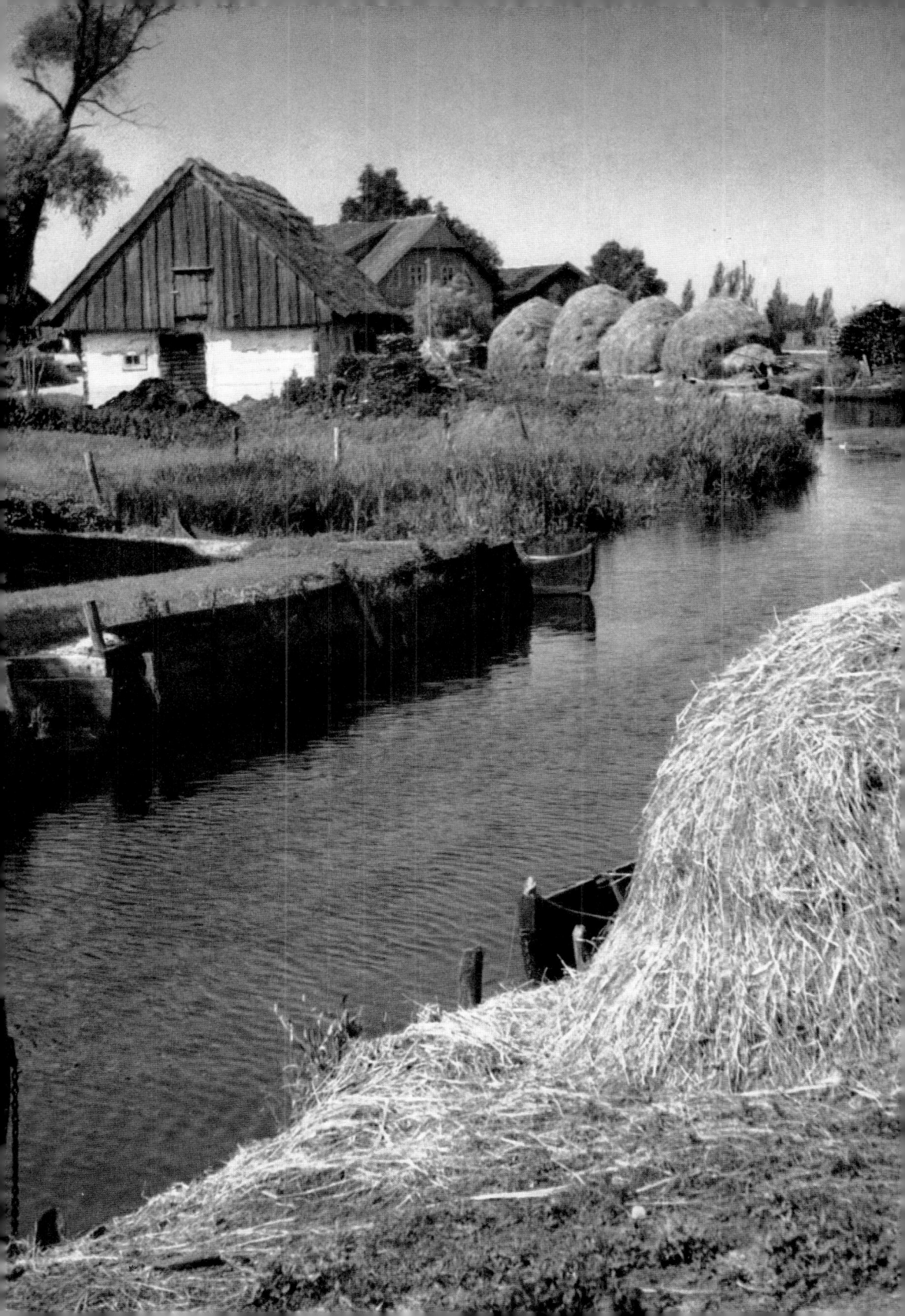

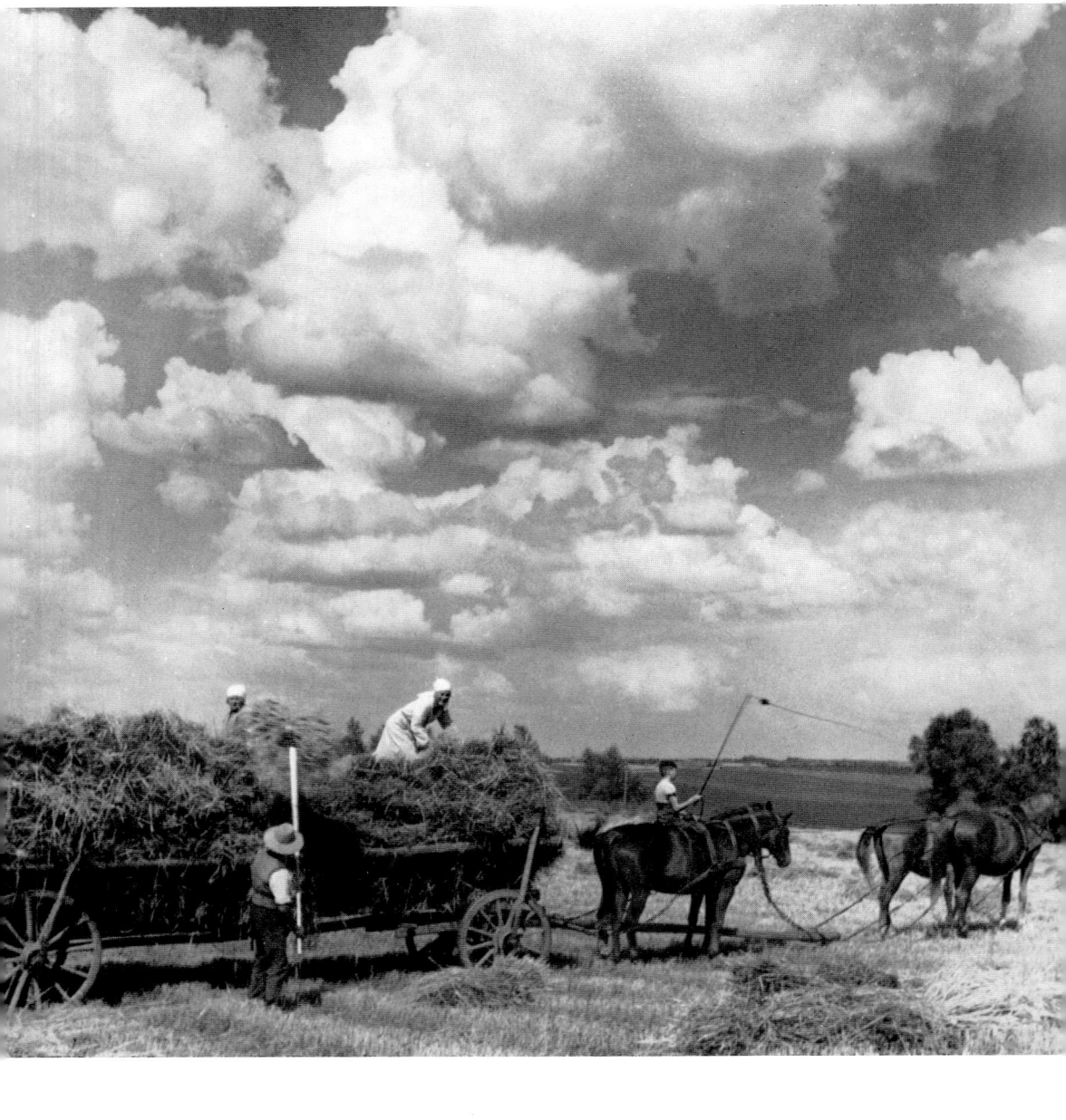

Es ist unsagbar schön, auf diesem sandigen Boden zu traben, das Laub raschelt unter den Hufen – Buche und Eiche wechseln, dazwischen steht dann und wann eine Linde oder der rote Schaft einer Kiefer. An der Üstrich-Schleuse zwischen Lansker- und Üstrich-See begegnen wir einem Waldarbeiter, der uns den Weg zum Forstamt Lanskerofen zeigt. Das Forstamt liegt an einer unwahrscheinlich schönen, sehr einsamen Stelle des westlichen Lansker Sees. Es ist ganz neu gebaut. Fachwerk: weiß mit schwarzen Balken und einem tief heruntergezogenen Rohrdach. Wohnhaus und Stall gehen ineinander über, das Ganze, in Hufeisenform gebaut, bildet einen nur zum See hin offenen Hof mit einer Pumpe in der Mitte. Es ist sehr geschickt gemacht, ein wenig zu absichtlich bäuerliches Deutschtum.

Wir tränken die Pferde, und der nette Forstmeister, der eben für acht Tage von der Ostfront auf Urlaub gekommen ist, lädt uns zum Mittag ein und gibt uns ein paar landschaftliche Tips für die Weiterreise. Unter seiner Ägide entschließen wir uns denn auch endgültig für die östliche Tour, zumal er uns für die heutige Nacht bei seinem Kollegen in Hartwigswalde angesagt hat.

Dies ist der nördlichste Teil des Neidenburger Kreises – es ist echtes Masuren und wohl der ärmste Teil von Masuren. Hinter Dembenofen nach Ortelsburg zu wird der Boden immer leichter, Heidekraut und Sand, dann und wann eine krüppelige Kiefer und endlose flache Hügel mit grauem Steppengras. Es hat fast etwas Asiatisches, dieses Land – übrigens nennt auch unser Meßtischblatt einen der breiten Wege, auf dem wir ein langes Stück galoppieren, »Tatarenstraße«.

Es ist schwierig, sich in dieser Gegend zurechtzufinden, unzählige planlos angelegte und regellos benutzte Wege laufen durcheinander und sind mit unserer Karte nicht in Übereinstimmung zu bringen. Niemand fährt in der Spur des Vorgängers, jeder legt daneben einen neue Trace an, und weil »daneben« wieder ebensowenig wächst, findet dieses System nirgendwo eine Begrenzung. Schließlich landen wir schon im Dunkeln auf einer festen Straße und finden bald darauf das Forstamt Hartwigswalde, wo wir die Nacht zubringen sollen.

Der Forstmeister und seine Frau sind außerordentlich gastlich. Beide stammen aus dem Westen und sprechen daher etwas herablassend über die hiesige Bevölkerung, vorwiegend wohl deshalb, weil die Leute so ganz ohne Bedürfnis und ohne Ehrgeiz sind. Es ist offenbar schwierig, sie zur Arbeit zu bringen, weil ihnen der Antrieb des Verdienenwollens vollkommen fehlt. Sie tun grundsätzlich nur so viel, wie nötig ist, um gerade eben den Lebensunterhalt zusammenzubringen. Ganz selten kommt es vor, daß eines der Kinder in Stellung geht oder fortzieht, um weiterzukommen und mehr zu verdienen – ein, wie ich finde, höchst sympathischer Zug. Daß sie angeblich stehlen wie die Raben und ständig Streit miteinander haben, wundert einen nicht, wenn man hört, wie kärgliche Frucht ihnen der Acker trägt: an Roggen – etwas anderes wächst hier nicht – erntet man im Durchschnitt 4 bis 6 Zentner vom Morgen, Kartoffeln etwa 40 bis 50 Zentner. Die Kühe, die kaum größer sind als ein jähriges Kalb bei uns, nähren sich kümmerlich von dem Steppengras und geben sicherlich nicht mehr als 3 bis 4 Liter Milch am Tag.

28. September 1941
Wieder ist der Himmel blau, aber heute ist alles weiß bereift. Nachts waren 4 Grad Kälte, unsere Pferde sehen etwas mürrisch aus, weil ihnen das synthetische Mischfutter – Hafer gibt es hierzulande nicht – schlecht schmeckt, ein Umstand, der uns mit einigen Bedenken erfüllt. Der Forstmeister begleitet uns auf einem dicken schwarzen Roß noch ein Stück des Weges durch sein Re-

vier: fast ausschließlich mäßiger Bestand, landschaftlich aber sehr
schön – der Abnutzungssatz beträgt hier weniger als 3 Festmeter
je ha, während wir in Quittainen mit 5,4 Festmetern rechnen.

Sonntägliche Stille liegt über dem Land und den beiden kleinen Dörfern, die wir passieren. Hinter Schuttschenofen verläßt
uns unser Begleiter am Rande des erneut beginnenden großen
Forstes, der sich von hier nach Osten fast ohne Unterbrechung
über 80 bis 90 km bis Johannisburg hinzieht. Ich empfinde eine
große Zärtlichkeit für dieses karge Land und seine barfüßige Bevölkerung. Merkwürdig übrigens, wie die Lebensgewohnheiten
dieser östlichen Völker, von der Ostsee bis zum Schwarzen Meer,
überall die gleichen sind. Von Litauen bis hinunter zum Balkan
findet man überall die gleichen Bilder: ausgewachsene Männer,
die tagaus, tagein nichts anderes tun, als mit einer armseligen
Kuh umherzuziehen und sie irgendwo am Wald- oder Wegerand
zu hüten.

Der Forstmeister, dem ich erzähle, daß ich in der Slowakei
und den Karpathen oft Bauern gesehen habe, die viele Stunden
über Land zum Markt wandern mit einem Hahn oder einem
Stück Käse unter dem Arm, meint, es sei hier nicht viel anders –
er hätte im vorigen Jahr bei einem Bauern 40 Zentner Kartoffeln
bestellt, sie aber nie erhalten; der Mann, darüber zur Rede ge-
stellt, sagte nur: »Wenn ich soll alles auf einmal verkaufen, womit ich gehen dann auf Markt?«

Wir gehen, um unsere Pferde zu entlasten, ein Stück zu Fuß,
Richtung Paterschobensee, mehr oder weniger nach Gutdünken,
denn unsere Karte setzt hier vorübergehend aus. Als wir nach
etwa einer Stunde aus dem Walde heraustreten, liegt der Scho-
bensee wie eine persische Miniaturmalerei vor uns: türkisfarbener
Himmel über tiefblauem Wasser und davor ein rötlich-gelber
Acker. Es ist ein beseligendes Gefühl, so durch das herbstliche

Land zu reiten, ganz leicht und beschwingt fühlt man sich, fern von aller heimatlichen Begrenzung und den Sorgen des Alltags. Unendlich fern ist sogar die Sorge um das, was kommen wird, die einen sonst doch auf Schritt und Tritt begleitet. Jetzt sind Sonne und Wind, der Hufschlag des Pferdes auf den sandigen Waldwegen und der Geruch von fallendem Laub und Kartoffelkraut unsere Welt und wir ein Teil derselben.

Bis zum Forstamt Reußwalde, wo wir abfuttern wollen, sind nur noch 10 km, die wir mehr oder weniger trabenderweise zurücklegen. Sißis Fuchs geht mit wunderbar taktmäßigen Bewegungen, völlig schwerelos schwebt er über den Boden, während mein ungefüges Schiff, dessen Widerrist mich um etwa 2 Kopf überragt, über jeden Kieselstein, zuweilen auch über seine eigenen Füße stolpert.

Wir sind jetzt wieder in fruchtbarere Zonen gelangt, auch der Wald ist wieder üppiger und abwechslungsreicher. Unsere Karte hat uns fehlerlos die Gestelle entlang zum Forstamt geführt, das hinter einer besonnten Kastanienallee jetzt vor uns auftaucht. Wie große Hände liegen die Blätter zwischen den Baumreihen auf dem Kiesweg.

Der Forstmeister, ein mittelalterlicher Junggeselle, bewirtet uns und die Pferde aufs beste und gibt uns dann noch ein Stück das Geleit. Er sitzt, eine dicke Zigarre rauchend, eingerahmt von zwei gemütlichen Hamburger Muttels, die zu dem verwandtschaftlichen Zubehör seines Haushalts gehören, im »gelben Jagdwagen« und trabt, in eine Staubwolke gehüllt, in so beschleunigtem Tempo vor uns her, daß wir kaum zu folgen vermögen. An der Grenze seines Bereiches verläßt er uns und empfiehlt uns »Tante Hedwig« im Nachbarforstamt als nächtliche Bleibe.

Wieder endlose sandige Wege, Wald, Kartoffelacker, Buchweizenfelder und wieder Wald. Gelegentlich ein Dorf oder ein paar einzelne Katen am Wege. Irgendwo unterwegs läuten die Glocken am Nachmittag. Ein Fuhrwerk mit Täufling und zahlreichen Paten mahlt sich mühsam durch den Sand. Später treffen wir im Ort den Pfarrer, ein hageres Männchen im Gehrock, den Rucksack mit seinem Talar auf dem Rücken.

Kurz nach Sonnenuntergang kommen wir am Forstamt Friedrichsfelde an. Da außer Tante Hedwig, die selber Gast ist, alle Verantwortlichen fort sind, verhandeln wir zunächst mit dem Kutscher, der unsere Pferde bereitwillig einstellt und sie mit unmäßig viel Hafer versieht. Dann suche ich Tante Hedwig auf, um von ihr die Genehmigung zur Übernachtung auf dem Heuboden zu erwirken – übrigens nicht ganz ohne leichte Beängstigung, weil man sie uns als brummig und nicht sehr traitable geschildert hat. Zu meiner Verwunderung ist sie keineswegs überrascht, scheint es vielmehr vollkommen selbstverständlich zu finden, daß zwei Damen allein mitten in der Nacht zu Pferd in dieser gottverlassenen Gegend erscheinen. Sie meint sofort, es sei viel zu kalt, um auf dem Schuppen zu schlafen, wir sollten lieber hereinkommen. Also holen wir unsere Packtaschen und bekommen zwei Bettstellen mit Matratzen in der Wäschestube zugewiesen, auf denen wir mit Hilfe unserer Mäntel prächtig schlafen.

Das Forstamt liegt sehr einsam, am Saum einer langen, ringsum von Wald eingefaßten Wiese. Der Vollmond steht darüber, und seine Strahlen bauen über dem aufsteigenden Nebel eine leuchtende Brücke, auf der unsere Gedanken gen Osten wandern. Merkwürdig, zu denken, daß das gleiche Licht, welches die Stille und Einsamkeit dieser Wälder verklärt, über den blutigen Schlachtfeldern Rußlands steht.

Tante Hedwig hat inzwischen Kartoffeln gebraten und empfängt uns mit einem angenehm wärmenden Tee, als wir von unserm abendlichen Gang heimkehren. Und da sie offenbar Gefallen an uns findet, fängt sie an, aus ihrer Jugend zu erzählen. Von ihrer Heimat Sylt, von dem Großvater, der in den 30er Jahren des vorigen Jahrhunderts dort lebte, und den anderen Verwandten, die alle zur See fuhren, vom Nachbarn Numme, der vom Oberpräsidenten und dem Vertreter des Königlichen Ministeriums aus Berlin geringschätzig meinte: sin allens man diensten (Dienstleute).

»Ja, auf Sylt, die waren meist Kapitäne«, sagt Tante Hedwig stolz, »sie kannten die Welt und alle Meere. Und Kultur hatten sie und waren vornehme, gebildete Menschen, bis die Badegäste kamen, da war alles vorbei, und jetzt ist Sylt eine Art Neu-Amerika.«

29. September 1941

Als wir aufbrechen, ist wieder alles weiß bereift, und wieder geht die Sonne am wolkenlosen Himmel strahlend auf. Erst gegen 10 Uhr wird es wärmer. Vor uns liegen die riesigen Forsten von Friedrichsfelde, Puppen und Johannisburg, die wir von West nach Ost durchqueren, bald auf den grünbegrasten Gestellen, bald auf kleinen verschwiegenen Sandwegen reitend. Es sind etwa 40 km, die wir auf diese Weise bis Rudzanny zurückzulegen haben.

Bald hinter dem Forstamt überqueren wir die Capacisca, eine viele Kilometer lange moorige Wiese, die sich bis nach Polen hineinzieht. Am Rande stehen ein paar junge Birken, von der Morgensonne beschienen, etwas weiter am Wege liegt ein kleines Förstergehöft, und dann sehen wir durch viele Stunden kein Haus, keine Menschen, nur Wald und immer wieder Wald. Wenn irgendwo ein Hügel aufsteigt, dann reiten wir hinauf und sehen über die unendlichen grünen Flächen, in die das Gold der Birken und das Rot der Eichen hineingewoben ist. Dann und wann zieht ein Raubvogel seine Kreise am blauen Gewölbe, ein paar Tauben streichen flügelschlagend ab.

Gegen Mittag kommen wir bei Kurwien an den Niedersee und wenden uns nunmehr nordwärts, dem eigentlichen Seengebiet zu. Zunächst über Kreuzofen und Rudzanny. Die Orte hier machen den Eindruck typischer Fischerdörfer und haben viel Ähnlichkeit mit der Nehrung. Schön ist der See, aber vor Rudzanny wird es scheußlich belebt, ein harter breiter Kiesweg, Telefonleitungen, schließlich sogar eine Asphaltstraße. Trotz unserem antizivilisatorischen Hochmut ist der Gedanke an ein warmes Mittag stärker als alle Vorurteile, und wir kehren im Kurhaus Niedersee ein, lassen die Pferde auf dem Rasen weiden, und essen, in der Sonne sitzend, ein köstliches Schnitzel, vor uns den langgestreckten blauen Niedersee.

Der weitere Verlauf des Tages stimmt uns etwas bedenklich. Wir haben nämlich beschlossen, den Beldahn-See – da dies der reizvollere Weg zu sein scheint – auf der Ostseite heraufzureiten, und dies wiederum bedeutet, daß wir am Ende des Sees eine Fähre benutzen müssen, um nach Nikolaiken zu gelangen. Ob dieses Beförderungsmittel unseren recht schwierigen Pferden zusagen wird, ist mehr als zweifelhaft. Der See ist etwa 15 km lang – gelingt es nicht, die Pferde auf die Fähre zu bekommen, so bedeutet dies einen Umweg von 30 km, denn unterwegs gibt es keine Bleibe. Aber sei's drum, ein solcher Tag kehrt nie wieder, und der See ist so schön, daß wir uns nicht von ihm trennen mögen.

So wie man manchmal aus dem Zustand träumenden Halbschlafs mit dem Gefühl erwacht, soeben noch gewußt und erfahren zu haben, was der Inhalt des Lebens oder das Wesen der Dinge sei – so scheint mir, daß dieser See das Geheimnis aller Seen offenbaren könne. Wie aus einer fernen Sage leuchtet er aus

dem feierlichen Dunkel der ihn begrenzenden Fichten hervor –
unendlich erhaben über das Kleinmaß menschlichen Lebens und
den Ablauf der Geschichte, erhaben auch über die vergängliche Gestalt der Landschaft, die sich in seinem Antlitz spiegelt. Keiner
noch hat ihn zum Untertan machen können, niemandem hat er je
Frucht getragen. Er ist sich selbst genug als Zweck und Inhalt und
beharrt als letztes, unwandelbares Bild der Urschöpfung in einer
Welt, die menschlicher Nützlichkeitssinn immer mehr verunstal-
tet. Ich verstehe sehr gut, daß es in der chinesischen und auch in
der griechischen Philosophie eine Lehre gibt, wonach das Wasser
die Ursubstanz aller Stoffe ist. Darum vermochte auch nur der
Schöpfer ihm Gestalt zu geben, als er den Wassern befahl, sich zu
scheiden. Der Mensch bleibt ihm gegenüber immer nur: Auch-
Geschöpf.

Wir reiten langsam im halbverkühlten Sonnenschein des
Nachmittags gen Norden, vielfach ohne Weg, entweder unmittelbar am Wasser oder durch den hohen Bestand, der bis an das oft
steilabfallende Ufer heranreicht. Die Sonne färbt die Kiefern-
stämme glühend rot und läßt das Buchenlaub in allen Schattie-
rungen von leuchtendem Gold bis zum tiefen Kupferton erstrah-
len. Unten liegt der blaue See, eingefaßt von einem schmalen
Saum lichtgelben Schilfes. Herr Gott, wie schön diese Welt ist –
sein könnte...

Schließlich kommen wir an das Ende dieser langen Landzunge
und stehen vor der sogar uns Angst und Schrecken einflößenden
Fähre. Sie ist so groß, daß gerade ein Fuhrwerk darauf paßt, von
niedrigen Stangen eingefaßt, gleicht das Ganze einer schwimmen-
den Kinderboxe. Fürchterlich die Vorstellung, daß, wenn wir erst
glücklich auf dem polternden Bretterboden gelandet sein werden,
der Motor mit stoßweisem Geknatter angelassen wird. Der Bursche, der dieses Teufelswerk bedient, hat keinerlei Sinn für unsere

Sorgen, er grinst nur. Wir beschwören ihn, seinen Motor ja recht leise in Gang zu setzen, er grinst wieder und ist völlig ungerührt. Später stellt sich heraus, daß er kein Deutsch versteht.

Unter großem Geschnaube, Ziehen, Klopfen und Schlagen sind beide Pferde endlich mit einem großen Satz, der sie am drüberen Ende beinahe in den See befördert hätte, auf der Fähre gelandet. Vorsichtshalber schnallen wir die Satteltaschen ab, damit wenigstens etwas trocken bleibt. Der junge Mann hat inzwischen den Anker gelichtet und stößt uns mit Hilfe einer langen Stange von dem sicheren, uns so liebgewordenen Ufer ab. Meiner Stute quellen vor Angst fast die Augen aus dem Kopf, und wie gebannt starrt sie auf die sich entfernenden Bäume. Glücklicherweise übersteigt dieser Vorgang ihr Realisierungsvermögen. Der Fuchs springt derweil wie ein Floh bald nach rechts, bald nach links, ohne Sißis beruhigenden Zuspruch zu beherzigen. – Und dann setzt plötzlich mit einer lauten Fehlzündung der Zweitakter ein. Wie eine Höllenmaschine puffend und zischend, versetzt er das ganze Gefährt in eine schaukelnde Bewegung.

All diese Eindrücke auf einmal, das ist zuviel für unsere zartbesaiteten Rösser, sie strecken die Waffen und sind endgültig geschlagen. Zitternd und gottergeben wie die neugeborenen Lämmer stehen sie da mit steifen, vorgeschobenen Vorderbeinen und wagen es nicht mehr, sich zu rühren. Erleichtert erklimmen wir das neugewonnene Ufer, nachdem uns der Jüngling in Summa 85 Pfennig für diese Angstpartie abverlangt hat, eine Forderung, die in keinem Verhältnis zu dem seelischen Aufwand steht.

Über diesem zeitraubenden Manöver ist die Sonne untergegangen, und als wir schließlich in Nikolaiken über die Brücke reiten, liegt der See und die kleine Stadt im letzten Dämmerlicht vor uns. – Es wird schwierig sein, jetzt noch einen Stall zu finden. Auf dem Marktplatz steigen wir ab, und Sißi geht Quartier suchen. Ich stehe lange Zeit wartend unter den Bäumen, die Platz und Trottoir trennen. Auf der anderen Seite sieht man in ein paar schwach erleuchtete Läden. Einige Männer stehen an einer Theke und unterhalten sich. Irgendwoher steigt in mir die Erinnerung an Avignon und einen abendlichen Platz mit Ratten im Rinnstein auf. Weiß der Himmel, woher diese Assoziation kommt, aber sie ist ganz unterhaltend, und darum hänge ich ihr noch ein Weilchen mit halb ausgeschalteten Sinnen nach.

Zur Unterstützung meiner Vision ertönt mit einem Mal ein französisches Lied nach der Melodie »Auf in den Kampf, Torero«, und ehe ich noch meinen Ohren zu trauen vermag, sehe ich den Sänger auch schon über den Markt gesprungen kommen, zwei Stück Vieh vor sich hertreibend. Vielleicht stammt dieser brave Mann, der hier seine Gefangenschaft absolviert, aus dem Midi und träumt grad von einem Restaurant in Avignon, von weißem Brot und rotem Wein und von Stierkämpfen in Orange und hat mich damit angesteckt. Ich kann ihn über sein Schicksal nicht mehr befragen, denn eben kommt Siß mit der fatalen Botschaft, es gäbe keinen Stall, vielmehr wolle mangels Stroh, Futter und anderem Zubehör niemand uns aufnehmen.

Schließlich beziehen wir einen stockdunklen Stall, ohne Stroh und ohne Einrichtung, den Siß zunächst als unzumutbar abgelehnt hatte. Wir selber klingeln an einem Gasthof, an dem ein großes Schild hängt: »Krankheitshalber geschlossen«, eine mißmutige Wirtin öffnet, ist aber bereit, uns aufzunehmen, und da sie frei von äußerlich ansteckenden Seuchen scheint, laden wir unsere Sättel ab und machen uns wieder auf den Weg, um irgendwo Futter aufzutreiben. Nach verschiedenen vergeblichen Versuchen führt uns unsere leise verglimmende Taschenlampe an die Peripherie des Ortes und in die Küche eines Bauern, der im Kreise seiner Kinderschar gerade seine abendliche Milchsuppe löffelt. Er hört ohne viel Fragen zu und verspricht, nach dem Abendbrot Hafer und Heu herüberzubringen.

Tatsächlich erscheint der gute Mann, nachdem wir die inzwischen schon wieder kalt gewordenen Bratkartoffeln unserer Wirtin verspeist haben, mit einer großen Stallaterne und zwei Jungen, die Heu und den so lang ersehnten Hafer schleppen. Wir wandern gemeinsam über den holprigen Marktplatz zum Stall. Er ist ganz begeistert von den beiden Pferden und kann sich, wie alle Leute dieser Gegend, gar nicht genug wundern über die Größe unserer Tiere. Jedenfalls können sie nicht ohne Stroh bleiben, stellt er fest und schickt die Jungen von neuem aus, während er mit uns herunter zum See geht, um Wasser zu holen.

Das Städtchen ist völlig ausgestorben, man hört keinen Laut, nirgends ein Licht, niemand auf den Straßen. Ja, die Männer sind alle weg, sagt unser Freund, nur ein paar von uns Bauern hat man zur Herbstbestellung beurlaubt. Wir sprechen noch ein wenig über die Zeitläufte, tauschen die diesjährigen Ernteneuigkeiten aus und verabschieden uns dann. Unsere fürstliche Belohnung oder die Schönheit unserer Rösser veranlaßt ihn, anderntags vor Tau und Tag abzufuttern und zu putzen. Jedenfalls ist bereits alle Arbeit getan, als Sißi um 6 Uhr mit ihrem Trainingsanzug, unserem üblichen Nachtgewand, bekleidet, einen Lauf zum Stall unternimmt. Die Pferde sind vergnügt und offenbar recht befriedigt von ihrer Haferration. Sie haben sie auch verdient, denn am Tag zuvor waren wir 10 Stunden unterwegs.

30. September 1941

Wir haben gehört, daß Dr. Schielke auf einem Hof namens Dommelhof residiert, der nur 4 km von Nikolaiken entfernt sein soll, und beschließen, zum ersten Frühstück dorthin zu reiten. Übrigens verstehe ich, daß den hiesigen Eingeborenen die Größe

unserer Pferde in die Augen sticht. Als wir aus der Stadt heraus-
reiten, stelle ich fest, daß ich von meinem Aussichtsturm aus ohne
weiteres in die Dachluken der allerdings winzigen Häuser hinein-
sehen kann.

Dommelhof war ein glänzender Gedanke! Erstens ist das
Frühstück vorzüglich und dann ist die Lage wirklich einzigartig –
ich habe in Ostpreußen noch nichts ähnlich Verwunschenes gesehen. Das Gut mag 600 Morgen groß sein. Es besteht aus einer
etwa 800 m breiten Landzunge, die 3 km weit in den Spirdingsee
hineinragt. Auf der Mitte liegt der Gutshof, dicht am Wasser:
schöne alte Gebäude, ein kleines Gutshaus, vor dem eine dicke
Linde steht, und ein leider nicht so gelungenes größeres neues
Haus – aber das vergißt man ganz angesichts dieser phänomena-
len Lage und Aussicht. Noch einmal sehen wir weit hinein in den
Beldahnsee, der hier in den Spirding mündet. Vor dem blauen
Wasser steht eine riesige alte Esche, und dann beginnt ein gut ge-
haltener kleiner Park, der sich am Ufer entlangzieht.

Und innen erst! Stilrein 1850 bis 70. Zunächst ein kleiner
Gartensaal mit dunkelblauer, breit gestreifter Tapete, weißen
Schleiflacktüren und -möbeln mit gabelartig durchbrochener Rük-
kenlehne. Viele Ahnen in Pastell, im ovalen, nicht allzu großen
Rahmen, geschmackvoll auf einer Wandseite verteilt; gegenüber
eine hohe blau-weiße Vase und ausgewählte Nippes auf einem
Tisch mit leicht vergoldeten Beinen. Im nächsten Gemach steht
man vor einer Art Podest, das, von vielen Zacken und Aufbauten
eingefaßt, einen Schreibtisch trägt, der von einer Palme beschattet
wird. Das Ganze ist ebenfalls weißer Lack und hebt sich auf diese
Weise prächtig von der dunklen Tapete ab.

Die Landschaft ist unvergeßlich schön. Echtes Masuren, so wie
wir es von unseren Paddeltouren her kennen: wenig Wald, viel
Wasser, sandige Wege in einer unendlich weiten Hügellandschaft,

rote Dächer und ein lichtblauer, wolkenloser Himmel darüber. Wir reiten während etwa 2 Stunden am Ufer, eigentlich muß man schon sagen, an der Küste des Spirding entlang. Das ist wirklich ein gewaltiger See und so blau, daß man es kaum glauben kann. Der Weg windet sich langsam durch das Land, manchmal ist es ein Feldweg, dann wieder ein schmaler Pfad und zuweilen eine richtige Straße, die ein Dorf mit dem anderen verbindet und die bald nach Norden, bald nach Süden von unserer eigentlichen Richtung abweicht.

Überall graben die Leute Kartoffeln, alles, was noch oder schon laufen kann, ist unterwegs: Kinder, Frauen, Greise und Gefangene. Beim Gut Wensen biegen wir nach Norden ab und folgen nun für den Rest des heutigen und einen gut Teil des folgenden Tages den russischen Stellungen der masurischen Winterschlacht vom Februar 1915. Selbst dem Laien fällt auf, daß dies klassisches Kriegsgelände ist: eine 30 bis 40 km lange, natürliche Seensperre durchzieht das teilweise wieder bewaldete Land, dessen hügelige Struktur vielfache Deckung bietet. Hin und wieder erhebt sich eine beherrschende Höhe.

Beim Dorfe Seehöhe, das am Beginn des etwa 15 km langen, nur wenige 100 m breiten Martinshagener Sees liegt, verzeichnet unsere Karte 158 m Höhe. Wir erklimmen den höchsten Punkt, und das ist wahrlich eine Feldherrnposition – weit sieht man über das Land, dessen Konturen in der blauen Ferne mit dem Horizont verschwimmen. Links vor uns liegt ein riesiges Moorgebiet und hinter uns am Rande einer bewaldeten Höhe der Heldenfriedhof von Seehöhe, unendlich abseitig und einsam. Merkwürdig zu sehen, wie auf den alten, kaum eben verwachsenen Befestigungen des Weltkrieges sich schon wieder eine neue Verteidigungslinie aufbaut: Wie ein breites graues Band winden sich die Tanksperren durch das Land, an vielen Stellen findet man kreuz und quer Stacheldraht gespannt und dort, wo der Türkle-See endet, ist ein ganzes Gehöft verbarrikadiert.

Wir haben in einem zauberhaften Birkenwalde Mittagsrast gemacht, mitten im Bestand am Rande einer kleinen Lichtung. Die Pferde sind abgesattelt und jedes an einen Baum gebunden. Sißis unerschöpfliche Vorratstasche hat eine Büchse Ölsardinen hergegeben, und sogar Schokolade hat sich angefunden. Und jetzt liegen wir auf dem Rücken, und die Sonne fällt durch das helle Blätterdach und scheint uns ins Gesicht.

Wenn ich die Augen aufmache, sehe ich den blauen Himmel und davor die weißen Stämme der jungen Birken. Von Zeit zu Zeit löst sich ein Blatt und fällt leise zur Erde. Mir kommen die Hofmannsthalschen Verse in den Sinn: »Wenn in der lauen Sommerabendfeier durch goldne Luft ein Blatt herabgeschwebt, hat dich mein Wehen angeschauert, das traumhaft um die reifen Dinge webt.« Ja, dies ist die Zeit des Reifens und der Vollendung und zugleich die Zeit des Abschiednehmens. Wie oft hat man in diesem Sommer Abschied genommen. Wie jung sie alle waren, Vettern, Brüder, Freunde — so vieles bleibt nun unerfüllt, ungetan. Die Natur ist barmherziger: sie gibt einen langen Sommer zum Reifen und schenkt die Fülle, ehe sie Stück um Stück und Blatt für Blatt wieder zurücknimmt.

Ich muß an die letzte Konfirmation in der kleinen Dorfkirche in Quittainen denken. Da standen acht Mädchen in weißen Kleidern und sechs Jungen im ersten blauen Anzug. Ich sah sie nur durch einen Schleier, denn mir wurde plötzlich ganz klar, daß keiner dieser Jungen — wie doch alle ihre Väter — noch einmal vor diesem Altar stehen würde und daß es das Los der meisten dieser kleinen Mädchen sein würde, allein zu bleiben. Der Pfarrer predigte über das Wort »Jene verlassen sich auf Roß und Wagen, wir aber denken an den Namen des Herrn unseres Gottes«. Und

116

draußen vor der Kirche lagen Soldaten in der Sonne und warteten. Warteten, bis sie schließlich am 21. Juni zum Marsch gegen Rußland antraten. Seither nimmt man eigentlich immerfort Abschied, nicht nur von Menschen – von allem, was man liebt: den Wegen, die wir oft geritten sind, den Bäumen, unter denen wir als Kinder spielten, der Landschaft mit ihren Farben, Gerüchen, Erinnerungen.

Der Fuchs langweilt sich und wird unruhig, und da er meist das Tempo unserer Reise angibt, satteln wir und machen uns wieder auf den Weg. Nach einigem Suchen finden wir auch den Hohlweg, von dem wir abgebogen sind, und die schönen roten Aspen, und bald liegt wieder das freie weite Land vor uns mit seinen braunen Hügeln und den blauen Seen, die immer wieder in einer Falte oder hinter einem Höhenzug auftauchen. Es ist eigentlich eine Eichendorffsche Landschaft, und irgendwie liegt auch ein Ton Eichendorffscher Sehnsucht und Glückseligkeit in der Luft, die ein leiser Wind bewegt.

Am Nachmittag kommen wir an einem Gut vorbei – ein stiller, besonnter Hof, aus dem das gleichmäßige Summen einer Dreschmaschine tönt. Die offenen Tore des Fohlenstalles sehen uns einladend an, aber es ist noch gut 2 Stunden hell, und wir beschließen, weiter zu reiten. Und dann – vielleicht ist das der Höhepunkt dieser Tage – steht plötzlich ein riesiger goldgelber Ahorn vor uns. Er steht auf einem leicht gewölbten Hügel, vor dem leuchtend verklärten Himmel: Anfang und Ende, Erfüllung und Sehnsucht, Frage und Antwort, alles zugleich. Er steht dort wie der Baum der Erkenntnis.

Hier sollte man bleiben, ich würde nicht müde werden, ihn anzuschauen und zu warten, bis all seine Blätter eins nach dem andern zu Boden fallen – schöne, große, gelbe Blätter mit roten Stengeln. Dabei fällt mir ein, daß Otto Hentig einmal von dem

Fest des Ahorns in Japan erzählt hat: Wenn der Ahorn sich ver-
färbt, dann ziehen die Familien aus ihren Dörfern in die Berge
und setzen sich um den Ahorn herum und schauen ihn an, still
und ehrfurchtsvoll, den ganzen Tag lang.

Wir führen noch ein Stück und traben dann, nachdem die
Pferde einen abendlichen Trunk aus dem Ublick-See geschöpft
haben, die letzten Kilometer bis zu dem Gut Lindenhof, wo Herr
Bludau, ein bekannter Pferdezüchter, wohnt, von dem wir an-
nehmen, daß er vielleicht Sinn für unsere Unternehmung und
Hafer für unsere Pferde haben wird. Es ist schon Feierabend und
wie gewöhnlich ein klein wenig zu spät zum Ankommen. Der
Kämmerer geht gerade mit dem Schlüsselbund über den Hof und
schickt uns zum »gnädigen Herrn«, der in einem häßlichen, aber
für hiesige Verhältnisse sehr stattlichen Hause wohnt. Ich klingle,
stelle mich vor und stammle mein Sprüchlein. Recht überflüssig,
denn dies ist nur ein Gast, und nicht die Frau des Hauses; also
wiederholt sich die Zeremonie kurz darauf noch einmal. Meine
Diagnose: Potsdamer Offiziersadel stimmt, wie sich später her-
ausstellt. Sie ist sehr hilfsbereit und sogar ganz erfreut über unsern Besuch, und auch der Gatte mit Stock und karierten Brid-
ges, der inzwischen aufgetaucht ist, verklärt sich, nachdem er Sißi
als eine Lehndorff identifiziert, und bald sind beide in allerlei
Rennbahn-Reminiszenzen versponnen.

Die Fremdenzimmer haben komischerweise Nummern, aber
abgesehen davon ist alles ganz normal und für unsere derzeiti-
gen Begriffe sehr luxuriös. Es gibt sogar Warmwasser, und man
kann sich richtig waschen. Um den Verhältnissen Rechnung zu
tragen, ziehe ich meine noch saubere Ersatzbluse an, was Sißi
höchst übertrieben findet, aber ich denke, den Gastgebern wird
diese Aufmerksamkeit gefallen, weil die andere schon reichlich
mitgenommen ist nach 5 Tagen.

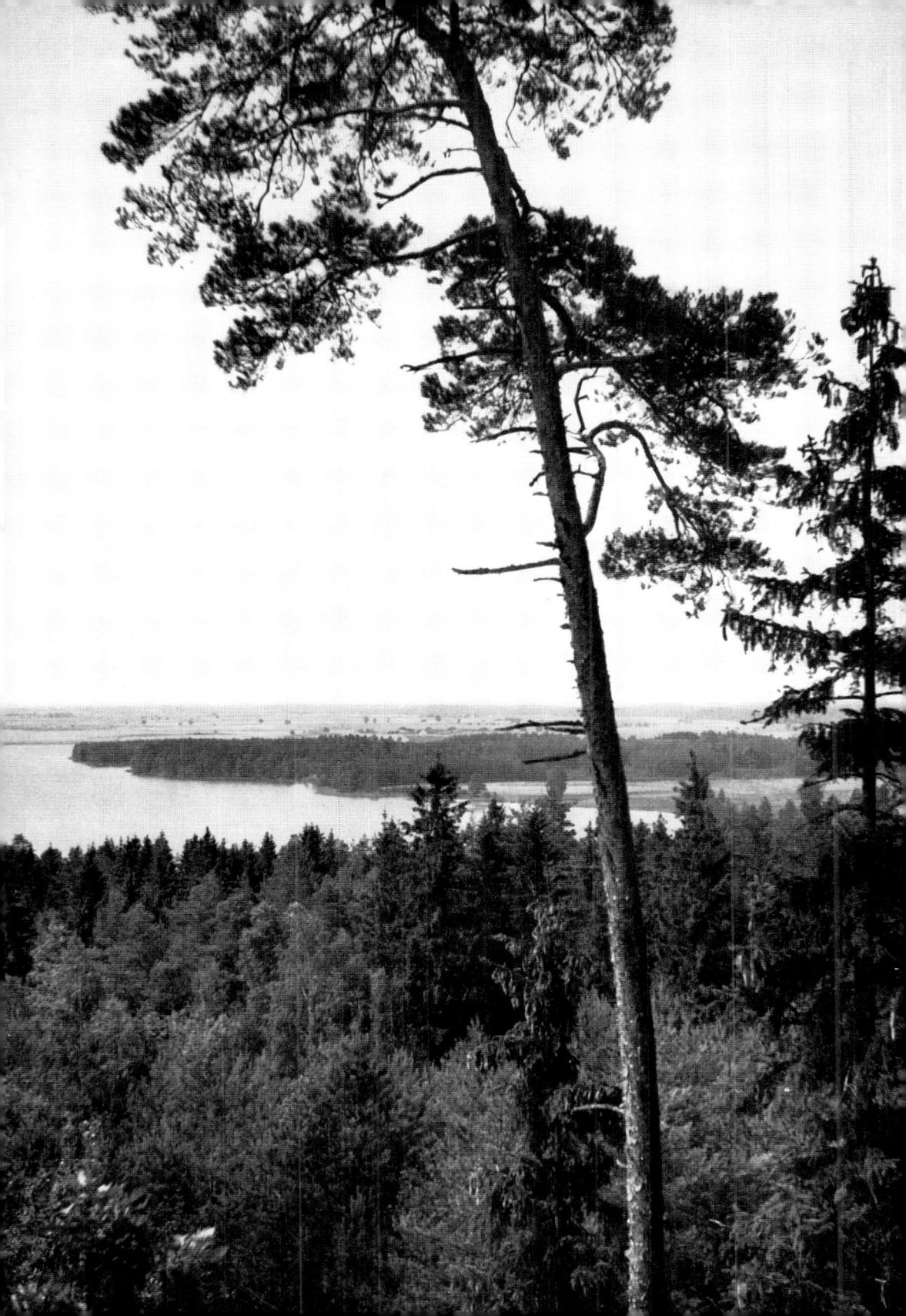

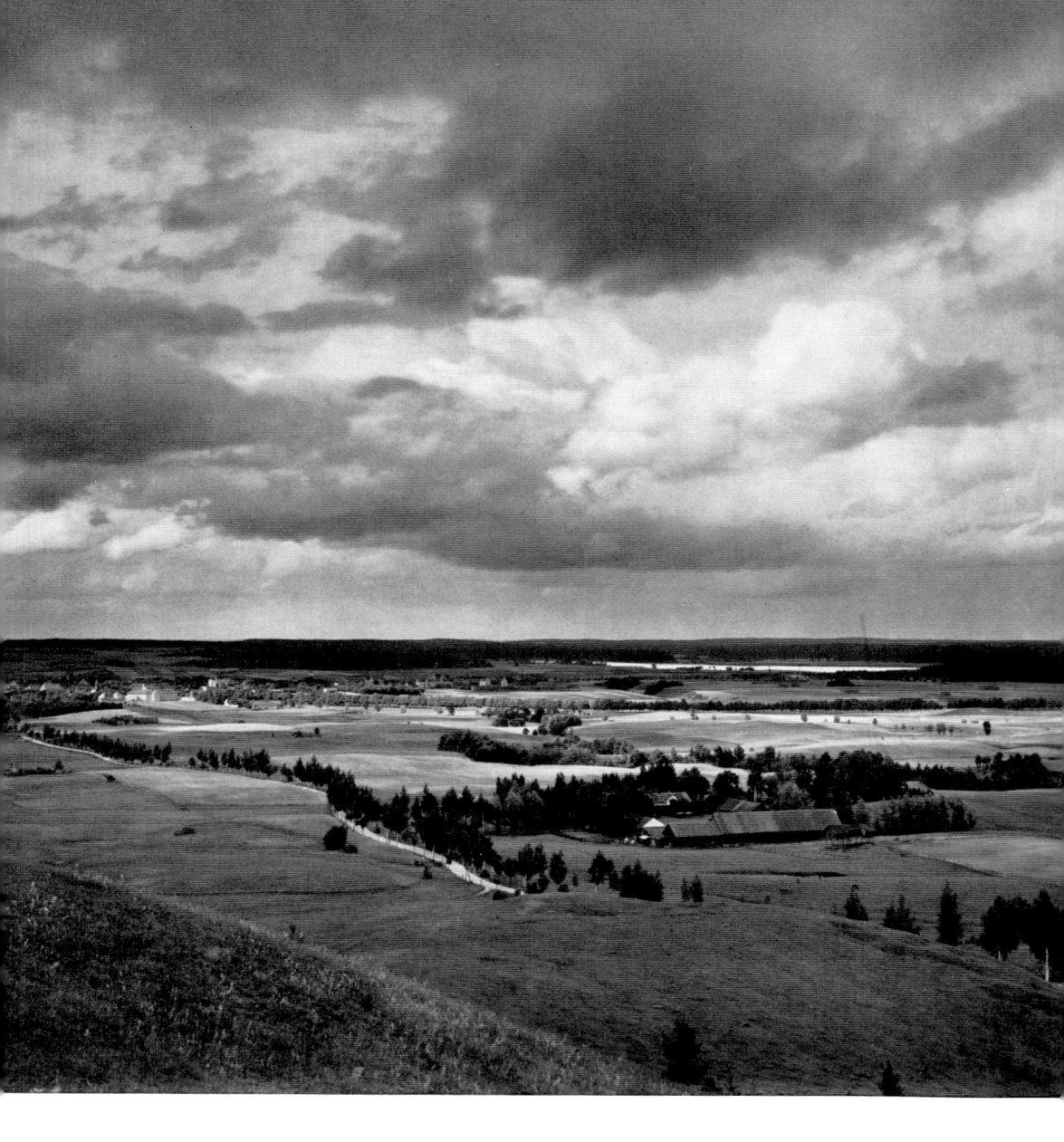

1. Oktober 1941

Ich glaube, daß man nirgend anders in Deutschland so viel Gastlichkeit und selbstverständliche Hilfsbereitschaft findet wie in Ostpreußen. Mit einigen Broten und vielen guten Wünschen versehen, brechen wir am nächsten Morgen auf, noch ein Stück des Weges begleitet von dem Hausherrn, der eine kleine, fabelhaft drahtige, zwanzig Jahre alte Stute reitet. Vor dem Ort Dankfelde trennt er sich von uns, und wir reiten schnurstracks immer weiter nach Norden über Kraukeln und am Kraukler See hoch, umrunden ihn und schlagen dann eine leicht westlich orientierte Richtung ein.

Die Gegend gefällt uns, seit wir den Kraukler See verlassen haben, gar nicht mehr: plattes Land, Chausseen, Rübenfelder, und schließlich müssen wir sogar noch ein Stück auf der großen Asphaltstraße Lötzen-Angerburg führen, während zahllose Autos mit Militär, SS oder irgendwelchen Funktionären heulend an uns vorbeizischen.

Sobald die erste Abzweigung auftaucht, biegen wir links ein in Richtung auf den Dargainen-See und haben nun doch noch einen herrlichen Nachmittag mit viel Sand, blauem Wasser, sanften Hügeln und ein paar hübschen Dörfern. An einem sonnigen Wiesenrand verspeisen wir die Butterbrote des letzten Nachtquartiers und halten ein kleines Nickerchen, während die Pferde am langgeschnallten Halfter grasen. Man hört das taktmäßige Rupfen und Kauen und spürt im Halbschlaf, wie sie sich entfernen und wieder näherkommen, bis die große Stute plötzlich dicht neben meinem Ohr stoßseufzend ins Gras schnauft und mich entsetzt auffahren läßt.

Unsere Reise geht ihrem Ende entgegen — es sind nur noch 15 km bis Steinort. Noch einmal steigen wir auf eine Erhebung, die zwischen Dargainen- und Gall-See das Land beherrscht, und nehmen Abschied von der Freiheit dieser Tage. Dann kommt das Dorf Haarschen und die Pflasterstraße, die du kennst, vorbei an Lorcks Haus, dann die Kirsaiter Fähre und schließlich der lange Weg durch den Steinorter Wald. Und da sind auch schon die alten Eichen, ein langer silberner Faden – Altweibersommer – zieht über die Koppel und irgendwo auf dem Hof kräht ein Hahn.

HEINKE FREVERT

Schlittenfahrt durch die
Rominter Heide

»Wer einmal in Ostpreußen gelebt hat, wird dieses Land nie mehr vergessen
können«, schrieb Heinke Frevert einmal. Als Tochter eines der bekanntesten
Frauenärzte seiner Zeit, Professor Dr. Stoeckel, kam sie im Mittsommer
1916 in Kiel zur Welt. Berlin wurde ihr zur zweiten Heimat, die des Vaters, Ostpreußen, zur dritten. Auf Samonienen, dem Gut ihrer verheirateten
Schwester, lernte Heinke ihren ersten Mann, Paul R. Barckhausen, kennen,
der Forstmeister in der Rominter Heide war. Er fiel zu Beginn des Zweiten
Weltkrieges. Zwei Jahre später wurde sie die Frau seines Freundes, des
Chefs der Rominter Heide und Jagdschriftstellers Walter Frevert. Nach der
Vertreibung half Heinke Frevert trotz eines großen Haushaltes als Sekretä-
rin und Mitarbeiterin ihrem Mann, dessen Rominten-Buch zu einem großen
Erfolg wurde. Nachdem ihr Mann im Sommer 1962 durch einen Jagdunfall
tödlich verunglückte, begann Heinke Frevert selbst zu schreiben. 1965
erschien ihr Buch »Meine Waidmänner und ich«. Seither schreibt sie für das
Feuilleton verschiedener Jagd- und Reiter-Zeitschriften.

Die ostpreußischen Winter waren mit ihrer klaren, trockenen,
meistens windstillen Kälte und ihrem weichen Pulverschnee, mit
Sonnenlicht aus blaßblauem Himmel und dem fahlen Mond des
Nachts, welche beide gleichermaßen die Landschaft wie Diaman-
ten funkeln ließen, bezaubernd schön. Sie durften nicht vorüber-
gehen, ohne daß man etliche Schlittenfahrten in den nahegelege-
nen tiefverschneiten Wald, die Rominter Heide, unternahm.

So ließ auch ich anspannen, um mit meinen beiden kleinen
Mädelchen eine Spazierfahrt zu machen. Nicht nur ich war trau-

rig über die Abwesenheit meines Mannes, den der Krieg nach Polen befohlen hatte, sondern auch Hirschmann, der Schweißhund. Er litt auch darunter, daß er nicht genug Bewegung hatte, und so entschloß ich mich, ihn mitzunehmen und ihn vielleicht zeitweise am langen Riemen neben dem Schlitten herlaufen zu lassen. Ich wußte natürlich, daß dadurch das ganze Unternehmen etwas riskant wurde, aber mein Mitleid mit dem traurig blickenden Hund war stärker als alle Bedenken. Ich sollte es auch nicht bereuen.

Dick vermummt packte ich die Töchter in den Schlitten und ließ mich selbst von unserem weißrussischen Kutscher, der wie der Zar en miniature aussah, sorgfältig eindecken. Er selbst schwang sich hinter uns auf die »Wurst«. Der Kutscherjunge vor den Pferden sprang zur Seite, und mit lautem Peitschenknall glitten wir vom Hof. Hirschmann trabte ganz gesittet neben dem Schlitten her. Bis zum Wald ging es vorschriftsmäßig mit fröhlichem Glockengeläut, dann nahm der Kutscher die Schellen ab, und nun umgab uns die lautlose weiche Schneestille, in der man nur noch den dumpfen Hufschlag der Pferde und das Knirschen der Kufen hörte. Da Hirschmann öfters auf frische Fährten kam und anders wollte als wir, nahm ich ihn lieber in den Schlitten, wo er sich, uns behaglich wärmend, auf unseren Füßen niederließ.

Radkewicz, unser neuer, nicht ortskundiger Kutscher, wurde ganz unternehmend. Er bog bald von der gebahnten Straße ab auf Nebenwege und Gestelle, und wir brachen in noch unberührte Schneemassen ein, so daß die Pferde nur noch im Schritt weiterkamen. Anfangs hatten die Kinder gejubelt und mit blinzelnden Augen das Schneegefunkel bewundert. Aber allmählich wurden sie müde, zumal auch die Sonne sank und dann verschwand.

»Nach Hause«, bat ich, und mein Pjotr, dessen Backenbart, reifüberzogen, einem Pelzbeutel glich, nickte. Wir glitten nach rechts, wir wendeten nach links, wir fuhren ein Weilchen geradeaus. Es wurde dunkler und dunkler. Über uns färbte sich der Himmel langsam von hellem Schwarzblau in tiefes Schwarz. Um uns herum war nur noch lautloses Weiß.

»Weißt du den Weg?« fragte ich. »Ja Frau, ich weißen, ganz richtig.« Müßig zu erwähnen, daß ich selbst nicht die geringste Ahnung hatte, wo und wie weit von zu Hause fort wir uns befanden.

Da fielen die ersten Flocken. Leise legten sie sich auf die heißen Pferderücken, wo sie gleich wieder tauten, und auf den Schlitten. Immer dichter wurde das Schneien. Bald konnte man kaum mehr die Augen offen halten, weil einem die weiße, fließende Bewegung aus pechschwarzem Himmel unentwegt entgegenkam.

»Weißt du den Weg, Radkewicz?« Meine Frage wurde dringlicher und bänglicher. »Radkewicz weiß«, war seine gleichbleibend monotone Antwort, die mir nicht das geringste Vertrauen einflößte. Umsonst sagte ich mir, daß er, der Russe, ja wohl derartige Situationen aus seiner Heimat kannte und meistern würde.

Unerbittlich weiß fiel es vom Himmel, immer schwärzer wurde die Nacht über der eintönig toten Landschaft.

Die Kinder schliefen, Gott seit Dank, aber Hirschmann fror und wollte raus. Längst war mir klar geworden, daß mein Kutscher ebensowenig wie ich wußte, wo wir waren, und daß er einfach auf Gutdünken einmal rechts, dann links abbiegend glaubte, Nassawen näherzukommen.

Aus war es mit der mir beigebrachten Naturverbundenheit, und mir saß nur noch eine mächtige Angst im Nacken. Ich versuchte ruhig zu überlegen, was nun zu tun sei. Gab es nicht Geschichten, in denen die verirrten Menschen den Pferden die Zügel ließen, damit ihr Naturinstinkt ihnen den Heimweg zeigte?

Die beiden Trakehner setzten mühsam Schritt vor Schritt und sanken manchmal bis zur Kruppe ein. Aber sie ließen sich willig einmal links, dann wieder rechts dirigieren. Der Kutscher wollte auch von meinem Vorschlag, ihnen die Zügel zu lassen, nichts wissen. Auch er mußte allerdings allmählich zugeben, daß er am Ende seines Kutscherlateins war.

Da fiel mein Blick auf Hirschmann, der frierend mit einem vorwurfsvollen Blick zu mir aufschaute. Das war die Rettung!

Als ich die Halsung löste, erklärte ich ihm eindringlich dabei: »Hirschmann, geh nach Hause, hörst du, geh nach Haus!«

Fröhlich sprang der Hund in die Schneemassen. Mir war klar, daß ich etwas ganz und gar Verbotenes und sehr Unwaidmännisches getan hatte.

Anfangs schien auch alles gut zu gehen. Durch meine dauernden Zurufe und die Kälte in seinen Gliedern angespornt, trabte Hirschmann zielsicher, anscheinend in einer Richtung, vor den Pferden her. Aber dann kam, was kommen mußte. Sein Interesse wurde auf eine frische Fährte, die über den Weg traversierte, abgelenkt und – weg war er.

Radkewicz wollte ohne ihn weiterfahren oder ihn rufen, aber beides lehnte ich ab. Erstens durfte ich ja den jagenden Hund auf keinen Fall hier mitten in der Heide sein Unwesen treiben lassen, zweitens war er unsere einzige Rettung und drittens verschluckten die Schneemassen jeden Laut, so daß Rufen und Pfeifen völlig nutzlos waren. Auch ein Wenden auf dem Weg und ein Zurückfahren kam nicht in Frage, denn wir wären schon bei dem Versuch hoffnungslos in den Schneewächten steckengeblieben.

Also hielten wir an. Eingebettet in ein stilles Gebet war meine Hoffnung, Hirschmann müsse die Jagerei in dem tiefen Schnee bald zu mühsam werden. Mein Gebet wurde erhört, meine Kalkulation erwies sich als richtig. Nach kurzer Zeit kam er hechelnd und mit leicht schlechtem Gewissen wieder zu uns zurück.

Statt eines Tadels ermunterte ich ihn aufs neue: »Hirschmann, geh nach Haus, such schön, Hirschmann, geh nach Haus!«

Die Kinder wachten auf und fingen an zu weinen. Auch das noch! Dafür aber hörte es endlich auf zu schneien, und das Manöver mit Hirschmann ging weiter, langsam und mit immer größeren Pausen.

Radkewicz saß schweigend und beleidigt auf seiner Wurst und dokumentierte mir damit, daß er das Ganze für vollendeten Blödsinn hielt.

Zeitweise versank der Hund fast völlig in den Schneemassen oder er verschwand lange, um die Umgebung durchzurevidieren. Aber immer kam er, wegen des hindernden Schnees – nur deswegen, das war mir ganz klar – wieder und wurde von mir erneut angerüdet.

Inzwischen war es pechschwarze Nacht geworden. Wir sahen Hirschmann nur noch schemenhaft, wenn er dicht beim Schlitten lief, sonst richteten wir uns nach seiner Fährte im Schnee. Nun sah auch der Kutscher ein, daß wir nur noch Hirschmann vertrauen konnten.

Mein Gott, wie unheimlich tot und starr war jetzt der Winterwald, in den wir vor wenigen Stunden jubelnd eingefahren waren! Mir fielen Vergleiche wie »Leichentuch« oder »weißer Tod« ein. Hirschmann wurde langsam müde, gab glücklicherweise das Jagen endgültig auf und verlangte recht eindringlich, wieder in den Schlitten genommen zu werden. Aber immer noch sah der Wald nur düster und fremd aus. Es half also nichts, ich mußte den Hund weiter zum Lotsendienst animieren.

Nun konnte ich mich von der Klugheit dieses Tieres überzeugen. Er hatte verstanden, daß er nicht im Schlitten, sondern nur zu Hause am warmen Kamin und auf der geliebten Sauschwarte seine müden Glieder würde ausstrecken können, daß es also galt, so schnell wie möglich dorthin zu gelangen. Manchmal, wenn sich die Wege gabelten, kreuzten oder ein Gestellkreuz erreicht war, lief er mit tiefer Nase einmal hier-, einmal dorthin – ich wurde an Widergänge beim Wild erinnert –, um endlich eine Wegrichtung zu wählen, der wir voll Vertrauen folgten.

Plötzlich war sein Schatten wie vom Erdboden – richtiger Schneeboden – verschwunden. Uns sperrte eine riesige Schneemauer die Weiterfahrt. Als ich noch entsetzt auf dieses unheimliche Hindernis starrte, hörte ich jenseits davon Hirschmanns lauten »Ball«. Der Kutscher erkannte, um welche Barrikade es sich handelte: Er ließ den Pferden die Zügel und ganz langsam und pustend arbeiteten sie sich durch die hohe Wächte hindurch, die der Schneepflug am Rande der große Straße Rominten–Nassawen aufgeworfen hatte.

Wir waren gerettet! Müde stieg der Schweißhund in den Schlitten. Ich stimmte voller Dankbarkeit und Erleichterung ein fröhliches Lied an, die Kinder fielen ein. Radkewicz montierte die Schellen an die Pferdegeschirre und knallte laut mit der langen Peitsche. Die Bäume am Straßenrand waren wieder vertrauter Wald und keine drohende weißdüstere Wand mehr. Wegbiegungen und Kreuzungen nahmen freundlich-bekannte Formen an und – Nassawen war nicht mehr weit.

Leise strich ich dem roten Hund, der aus müden Augen zu mir hochsah und ein ganz klein wenig mit der Rute klopfte, über den nassen Rücken. Er konnte sich diese Liebkosung nach seiner hemmungslosen Wilderei, für die es ansonsten ein ungeheures Donnerwetter gegeben hätte, ebensowenig erklären wie die halbe leckere Knackwurst, die er später zu Hause bekam.

Meinem Mann habe ich, noch in der Erinnerung schaudernd und mit einem sehr schlechten Gewissen behaftet, erst viel später von der unheimlichen Schlittenfahrt erzählt. Starkem, leisem, unaufhörlichem Schneien kann ich seither bis heute keinerlei Reize abgewinnen...

ERNST VON KUENHEIM

Der Reiter ohne Kopf

Der Plan seiner Eltern, ihn mit ostpreußischem Passarge-Wasser taufen zu lassen, mißlang. Ernst von Kuenheim kam am 7. Januar 1906 in Berlin zur Welt. Aber er wuchs dann doch auf dem Familiengut Amalienhof im Kreis Pr. Eylau auf und wurde schließlich nach Königsberg aufs Gymnasium geschickt. Nach dem Studium übernahm Ernst von Kuenheim eine Kaffeeplantage in Afrika, später wurde er ins Auswärtige Amt berufen. Er nahm als Soldat am Zweiten Weltkrieg teil, bis er mit einer schweren Verwundung in die Heimat geschickt wurde. In den letzten beiden Jahrzehnten reiste Kuenheim als Pflanzenbiologe durch die halbe Welt und begann zu schreiben. Sein erster Roman ist »Dina und die Pferde« (Verlag Gerhard Rautenberg).

Meine Heimat ist Ostpreußen. Unser Verhältnis zu Gespenstern war dort ausgesprochen familiär, im Schloß genauso wie in der Instkate oder in den Honoratiorenstuben unserer Kreisstädte. Auf den vielen Reisen meines unruhigen Lebens habe ich feststellen können, daß die Geister und Gespenster anscheinend nicht gleichmäßig über die Welt verteilt sind, sondern nur in Erscheinung treten, wo der Mensch noch empfänglich für das Übersinnliche und naturverbunden ist. In Deutschland waren es Ostpreußen mit Masuren, das Riesengebirge und der Harz.

Meinen Urgroßvater, der runde hundert Jahre vor meiner Geburt gestorben war, kannte ich gut. Er war ein verdammt vornehm aussehender Mann, wenn er von den Stallungen kommend über das Rasenrondell der Vorfahrt schritt und die Steintreppe zur Terrasse heraufkam. Mit Bewußtsein sah ich ihn das erste Mal mit vier Jahren. Wir saßen im Wagen, ich vorn neben dem Kutscher. Im Fond mein Vater, der noch auf meine Mutter wartete. Als sie aus der Haustür trat, kam er über den Rasen.

»Wer ist denn dieser Onkel, Vater?« soll ich gefragt haben.

»Dein Urgroßvater, mein Junge.« Weiteres Aufheben wurde dann von ihm nicht gemacht.

Gesehen habe ich ihn die nächsten zwanzig Jahre noch einige Dutzend Male. Immer kam er von draußen ins Haus. Makellos geputzte schwarze Reitstiefel mit braunen Stulpen trug er. Enge cremefarbene Reithosen, einen tabakbraunen Cutaway-ähnlichen Rock und eine schwarze Samtmütze. In der Hand trug er eine Reitpeitsche und jedesmal, bevor er im Haus verschwand, fuhr er sich nachdenklich mit einer Hand durch den grauen Backenbart. Er war beim Überspringen einer Mauer (damals vor hundert Jahren) mit seinem Pferd gestürzt und hatte sich das Genick gebrochen. Wir alle hatten den Eindruck, daß er als Gespenst bei uns Gastrollen gab, weil er dahinterkommen wollte, warum er so schlampig geritten war. Die pietätlose Auffassung über die Gründe seines Todes änderte aber nichts an der Tatsache, daß wir stolz auf ihn waren. Der Neid der Nachbarn tat uns wohl.

Natürlich gab es auch andere Gespenster, die böse waren und von deren Unwesen man im Lande die schauerlichsten Dinge zu berichten wußte. Zu diesen gehörte der Reiter ohne Kopf. Ein übler Bursche mußte es sein, der sich recht dumme Scherze ausdachte. Er trieb sein Unwesen in den Wäldern zwischen der Angerapp und Rominten. Meistens kam er auf einem Rappen, selber ganz in Schwarz. Dort, wo der Hemdkragen zu sitzen pflegt, war es aus mit ihm, Kopf und Hals fehlten. Es schien ihn aber nicht zu stören. Vielleicht kannte er das russische Sprichwort: »Ist der Kopf erst mal ab, weint man dem Hals keine Träne nach.«

Die Langholzfahrer und Waldarbeiter behaupteten, er tauche plötzlich auf, meistens an der Angerapp, mache die Pferde scheu und Fußgänger beschmisse er mit Holzscheiten. Merkwürdigerweise tat er herrschaftlichen Kutschern nie etwas, jedenfalls nie, wenn die Herrschaft drinnen saß. Zu Hause glaubte eigentlich niemand an diesen Spuk.

Ich war Student in den ersten Semestern und auf Ferien zu Hause. Auf einem Besitz, der eine gute preußische Meile auf der anderen Seite der Angerapp lag, waren zwei Vettern auch auf Urlaub und, was wichtiger war, drei baltische Komtessen zu Besuch. Eine hieß allgemein »Der große Preis vom Baltikum«.

Es war aber gar nicht einfach hinzukommen. Wir hatten nämlich Husten im Pferdestall. Eigentlich war er fast beendet, aber nur wer Ostpreußen und die Bedeutung des Pferdes dort kennt, kann verstehen, daß man leichtfertig mit dem Tode durch Erschießen spielte, wenn man mit hustenverdächtigen Pferden in einen Gaststall zog.

Es hatte tagelang geregnet, die Landstraße durch den Wald war für Autos unpassierbar. Schließlich konnte ich mir den Zossen des Inspektors vom Vorwerk, wo kein Husten herrschte, ausleihen. Gerade zur sogenannten Schweinevesper – eine prächtige Mahlzeit zwischen dem Nachmittagstee und dem Abendessen – kam ich an. Beim Anblick des baltischen Großen Preises verschlug es mir den Appetit, er – oder besser sie – war zu aufregend.

Zwei Stunden später beim Diner schmeckte es mir desto besser. Essen gehört in meiner Heimat zu den Hauptbeschäftigungen. Sechs Mahlzeiten am Tage sind die Norm. Und abends stets in kleiner Gala. Die meinige hatte ich im Rucksack mitgebracht und ich sah entsprechend zerknittert aus. Trotzdem tanzte ich wie ein junger Gott und vertilgte ziemliche Mengen einer labbrigen Jungmädchenbowle, die wir Knaben uns durch Zusatz von Bärenfang verstärkten. Mir wird noch bei der Erinnerung an dieses Gebräu schlecht. Trotzdem, es war ein prächtiger Abend gewesen, und als ich, wieder umgezogen, mit dem festgeschnallten Sack auf dem Buckel, in dem erleuchteten Stallgang aufsaß, wurde ich von allen mit den besten Wünschen und dem üblichen Hallo verabschiedet.

Mein Vetter Karl rief mir noch nach: »Nimm dich vor dem Reiter ohne Kopf in acht, es wäre schade um dich, du Lorbas!«

Mein Pferd hatte wohl im Stall gefroren, jedenfalls legte die Stute sich sehr auf den Zügel und trabte mit tiefem Kopf und raumgreifender Aktion dem heimatlichen Stall zu. Bald hatten wir die Feldmark hinter uns und ritten auf das große Waldstück zu, das sich zu beiden Seiten der Angerapp viele Meilen hinzog. Der Mond war fast voll und stand hoch am Himmel, aber meistens blieb er durch jagende graue Wolkenfetzen verborgen oder schimmerte nur schemenhaft durch eine halbe Lücke hindurch. Der Wind kam mit ziemlicher Stärke von vorn und war herbstlich kühl. Daß es trotzdem am Horizont, wahrscheinlich über den Masurischen Seen, wetterleuchtete, war bei unserem Klima keine Seltenheit.

Hin und wieder trieb der Wind einige Regentropfen herunter, die stechend gegen mein Gesicht schlugen. Die riesigen Fichten schwankten am Waldrand hin und her, es sah wie ein Winken aus, wenn sie sich nach der Bö wieder aufrichteten. Das Ganze hätte eine herrliche Szenerie für eine Räuberaufführung gegeben.

Beim Einreiten in den Wald machten wir eine Rotte Sauen hoch, die in den anliegenden Kartoffelacker gebrochen waren und für Wildschaden gesorgt hatten. Meine Stute nahm das tiefe »Wuff-wuff« eines Keilers übel, wurde für den Bruchteil einer

Sekunde ganz klein, dann preschte sie mit einem Satz zur Seite, um erst einmal durchzugehen. Im ersten Augenblick war ich froh, überhaupt oben geblieben zu sein, denn meine Gedanken weilten bei den baltischen Komtessen; dann brachte ich meine vierbeinige Dame zur Raison, zeigte Verständnis für ihren Schrecken, und wir einigten uns zu einer Schritteinlage.

Links und rechts vom Weg unter den Kronen der Bäume herrschte blau-schwarze Dunkelheit. In den tief eingemahlenen Radspuren des Weges standen Wasserpfützen, die, wenn der Mond mal wieder durch eine Wolke brach, silbern aufleuchteten. Hin und wieder strich flügelklatschend eine aufgescheuchte Wildtaube von ihrem Nistbaum ab, was meine Stute jedesmal mit einem nervösen Ohrenspiel und leichtem Gezackel quittierte.

Vor mir hörte ich es rauschen, und gleich darauf tauchte die hölzerne Brücke über die Angerapp auf. Hoch bis an die Brückenpfeiler reichte das Wasser; so angeschwollen hatte ich unseren kleinen Fluß noch nie gesehen. Er bot ein unfreundliches Bild. Es mußte kein Vergnügen für den Reiter ohne Kopf sein, naß aus den Fluten zu steigen, ging es mir durch den eigenen Kopf, als wir auf der Brücke ankamen. Die Holzbohlen donnerten hohl und dumpf unter den Hufen des Pferdes, das sich auch diese Gelegenheit nicht entgehen ließ, um mit angelegten Ohren und schlagendem Schweif in Galopp zu fallen.

Diesmal ließ ich der Stute ihren Willen. Ich war ja schließlich nicht hier, um sie zuzureiten, sondern um bald nach Hause zu kommen. So erlaubte ich ihr, im leichten Canter zu gehen, was ihr sichtlich behagte. Ein freudig und gelöst gehendes Pferd zwischen den Schenkeln zu haben, gehört zu den höchsten Glücksgefühlen unseres Daseins.

Doch – was war das? »Katabum – katabum – katabum«, machte es hinter mir; es war das Geräusch eines galoppierenden

Pferdes. Kein Zweifel, mir folgte ein Reiter! Es erschien mir recht unwahrscheinlich, daß auf diesem einsamen Weg noch ein anderer Mensch in dieser schauderhaften Nacht und noch dazu in meinem Tempo durch den dunklen Wald reiten sollte.

Sollte am Ende –? Natürlich, der Reiter ohne Kopf!

Plötzlich hatte ich feuchte Hände und der Schweiß schien mir aus allen Poren zu perlen. Aber das war ja dummes Geschwätz. Dieser Reiter ohne Kopf spukte wohl an den langen Winterabenden in den Köpfen der Leute herum und wurde von Erzählung zu Erzählung furchtbarer; in Wirklichkeit war er wahrscheinlich ganz harmlos, so wie der Urgroßvater – aber der hatte ja nie ein Geräusch gemacht.

»Katabum – katabum – katabum«, war er jetzt wieder ganz laut hinter mir zu hören. Vorsichtig blickte ich über die Schulter zurück. Nichts war zu sehen. Dabei mußte der Verfolger dem Geräusch nach höchstens einige Pferdelängen hinter mir sein. Gut, wenn schon jemand hinter mir herkam, der es anscheinend sehr eilig hatte, sollte er vorbeikommen.

Ich zwang mich zur Ruhe, parierte zum Trab durch, gespannt nach rückwärts linsend. Jetzt mußte ja zum mindesten der Pferdekopf auftauchen, verdammt nochmal, wenn der Reiter schon keinen Kopf hatte. Aber nichts geschah. »Tap-tap, Tap-tap«, klang es aus dem Dunkel; man hatte ebenfalls vom Galopp zum Trab gewechselt.

Ich weiß nicht, ob es ein letztes Auflehnen gegen das mehr und mehr von mir Besitz ergreifende Grauen war oder einfach der Zorn des Gefoppten: Eine halbe Volte reitend, parierte ich durch und hielt nun in der Mitte des Weges, Blickrichtung zurück, woher ich gekommen war. Nichts war zu sehen oder zu hören. Für einige Sekunden kam der Mond wieder durch und ich konnte einige Meter weit sehen – nichts.

134

So wie Kinder in der Dunkelheit laut reden, um sich Mut zu machen, hatte ich jetzt das Bedürfnis, meine Stimme zu hören, drum rief ich laut in die Finsternis hinein: »Hallo – ist dort jemand?« Schweigen. In der Ferne schrie eine Schleiereule, zwei Fichtenstämme rieben sich im Winde aneinander und knarrten wie rostige Türangeln. Es war mir recht unheimlich, denn schließlich war das Gehörte keine Einbildung gewesen und ich war wieder kernnüchtern. Die Stute hielt mich sicher für albern und zeigte sich nicht gewillt, unnötig herumzutänzeln. Ich dachte mir: Sieh zu, daß du aus dem Wald herauskommst; den forschen Mann zu spielen, steht nicht dafür, und man soll Gespenster nicht reizen.

Ich trabte an und – »Tap-tap, Tap-tap«, war er wieder da.

Meine Nervosität hatte sich schon längst auf die Stute übertragen und als sie jetzt in Galopp sprang, gab ich ihr den Kopf frei. In lebensgefährlichem Tempo rasten wir durch die Dunkelheit. Der Reiter ohne Kopf – ich war jetzt überzeugt, daß er es war – jagte »Katabum – Katabum« hinter uns her. Mit der Hinterhand glitt die Stute aus und kam ins Stolpern, gerade noch konnte ich sie auffangen. Und was jetzt folgte, war alles andere als ein Spaß. Sie ging mir durch mit Pauken und Trompeten und ich mußte mich damit begnügen, sie einigermaßen im Strich zu halten. Eigentlich wartete ich jeden Augenblick auf einen Sturz, bei dem ich selber leicht zum Reiter ohne Kopf werden konnte. So sehr ich mich auf den Ritt konzentrieren mußte – ich hörte doch, daß »er« hinter mir das Tempo mithielt. Manchmal schien er fort zu sein, dann hörte ich wieder seinen Hufschlag: »Katabum –Katabum – Katabum.« Kunststück, er hatte keinen Kopf mehr zu riskieren.

Endlich kamen wir aufs freie Feld, der Weg wurde fester, und mein Verfolger war, wie angeblich immer, am Waldrand zurückgeblieben. Mein zitterndes und quatschnasses Pferd hatte ich auch wieder in der Hand und ritt im Schritt, genau so fertig wie die Stute, nach Hause, wo ich sie in eine freie Box stellte. Husten hin, Husten her – ich war bettreif.

Reichlich spät erschien ich am nächsten Morgen. Die Familie saß schon beim zweiten Frühstück, und Vater hielt mir einen Vortrag über Pferdebehandlung im allgemeinen und Pflichten eines Reiters im besonderen. Außerdem hätte der Stallbursche eine Stunde an der Stute herumgestriegelt, bis er festgestellt habe, daß es die Fuchsstute vom Vorwerk war. Mir steckte der Ritt noch in den Gliedern, so daß ich mich nicht einmal aufraffen konnte, zerknirscht zu sein. Ich hatte das Gefühl, das Leben sei mir noch einmal wiedergegeben.

Aber bereits am frühen Nachmittag fing das Abenteuer der letzten Nacht an, mich zu ärgern. Schließlich mußte ein galoppierendes Pferd, wenn es auch zehnmal von einem Reiter ohne Kopf geritten wurde und wenn ich auch dessen dröhnende Hufschläge gehört hatte, eine Spur hinterlassen haben.

Schnell von Entschluß war ich immer. So saß ich kurz darauf auf meinem Trakehner Schwarzbraunen, der sich freute, nach überstandenem Husten wieder Bewegung zu bekommen.

Als ich diesmal in den Wald einritt, machte sogar die Sonne einen schüchternen Versuch, herauszukommen. Sie hatte damit nicht mehr Erfolg als der Mond in der Nacht. Obgleich es nicht mehr geregnet hatte, war der Boden noch naß; meine Spuren waren gut zu sehen. Im Schritt verfolgte ich sie. Als ich all die Löcher und Baumwurzeln sah, über die wir geritten waren, ohne zu stürzen, konnte ich es kaum fassen, daß ich den Weg mit heilen Knochen noch einmal entlangreiten konnte.

Vor lauter Staunen vergaß ich ganz, auf die zweite Spur zu achten. Es war aber auch gar keine da. Die Sache wurde immer merkwürdiger. Es konnte kein Zweifel bestehen, daß mir jemand gefolgt war; schließlich wußte ich den Hufschlag eines Pferdes von anderen Geräuschen zu unterscheiden!

Als ich in der Ferne die Angerappbrücke sah, wurde es mir zu dumm, und ich drehte um. Das Geheimnis des Reiters ohne Kopf sollte weiterhin ungelöst bleiben. Ich gönnte meinem Rekonvaleszenten einen kleinen Galopp, munterte ihn auf – um beim zweiten Galoppsprung schon einen solchen Schreck zu bekommen, daß ich dem Armen die Sporen in die Flanken stieß.

Resultat: erst einmal wieder Lützows wilde, verwegene Jagd – und der Reiter ohne Kopf »Katabum – Katabum« hinter uns her.

Beim Durchparieren guckte ich mich um – nichts zu sehen. Herum mit dem Gaul und die Strecke zurück. Ich spähte links und rechts in den Wald. Nichts. Dafür hinter mir: »Katabum – Katabum.«

Und nun tat ich das, was ich vorhin versäumt hatte. Ich drehte mich um – und dann sah ich es!

Nein, es war nicht möglich und durfte nicht wahr sein. Und doch war es so. Ich habe bestimmt das dümmste Gesicht meines Lebens gemacht, und dann konnte ich nur noch stöhnen. Stöhnen über diese Blamage. Nie durfte das jemand erfahren, die Geschichte wäre bei allen Gesellschaften und Jagden in weitem Umkreis belächelt worden. Ich, gejagt vom Reiter ohne Kopf, selbst Kopf und Kragen und vier Pferdebeine riskierend. Nein, eher wäre ich zu den Eskimos ausgewandert, als das zu erleben!

Schon längst ritt ich wieder Schritt und schüttelte immer noch meinen Kopf. Wie schnell verliert doch ein Mensch den Sinn für die Realitäten des Lebens, wenn die äußeren Umstände etwas nachhelfen. Leicht alkoholisiert, an das Übernatürliche mit seinen Phänomenen glaubend, in einer Erlkönig-Szenerie beim Ritt durch die Nacht, denkt mancher an alles andere eher als daran, daß das eigene Pferd mit seinen Hufen den lehmigen Grund, der sich in der Höhlung der Hufe festsetzt, hinter sich schleudert, wo er jedesmal klatschend aufschlägt, im selben Rhythmus, in der gleichen Entfernung.

Einige Jahrzehnte sind seit diesem Ritt vergangen, vielen Geistern und Gespenstern bin ich inzwischen begegnet, echten und erfundenen, vertrauten und unheimlichen. Aber keins hat mir so mitgespielt wie damals der Reiter ohne Kopf.

GERTRUD PAPENDICK

Auf dem ostpreußischen Parkett

*Mit Pregelwasser wurde Gertrud Papendick getauft: sie kam am 28. März
1890 in Königsberg zur Welt. Das Leben in der alten Handelsstadt, das
sommerliche Treiben in Cranz an der Ostseeküste und das Milieu der großen Güter mit ihren Festen, den Pferdesport und die berühmten Rennen
lernte sie aus eigener Anschauung kennen und lieben; sie wurden später oft
zu Schauplätzen ihrer Erzählungen und Romane. Abseits jeder Sentimen-
talität, mit historischer Akribie und psychologischem Einfühlungsvermögen
weiß Gertrud Papendick Menschen und Geschehnisse lebendig zu schildern.
Im Schuldienst tätig, war sie bereits in der Heimat ständige Mitarbeiterin
der »Königsberger Allgemeinen Zeitung« und der »Woche« in Berlin. Nach
der Flucht über See, dem Zwangsaufenthalt in einem dänischen Lager und
der Pensionierung konnte sie sich ganz ihrer schriftstellerischen Arbeit widmen. Unter dem Titel »Konsul Kanther und sein Haus« erschien eine Neu-
auflage ihres großen Familienromans »Die Kanther-Kinder« (1952), der
weite Verbreitung fand, später die Kurische Idylle »Wo der Birnbaum stand«.
Gertrud Papendick wurde mit dem Kulturpreis der Landsmannschaft Ostpreußen ausgezeichnet; sie lebt heute in Hamburg.*

Wer in der Jugend nicht genug tanzt, dem bleibt sein Leben lang
ein Rest uneingestandener ungestillter Sehnsucht.

Damals, als unser Jahrhundert jung war und wir selber mit,
in jenen Jahren, noch ohne Druck und Angst, hatte unser ostpreußischer Winter seine große Zeit. Bei klirrendem Frost und jagen-
dem Ostwind, bei wirbelndem Schnee und in eisigen, sternklaren
Nächten fing allerorten die Ballsaison an.

Ich hatte als Kind davon die Vorstellung, daß in unserem stillen Land unter der weitgedehnten Schneedecke hier und da und dort heimliche Freudenfeuer entbrannten, von denen es dennoch wie Opferschein zum Himmel stieg. Es mußte so sein, daß alles andere daneben zurückwich und an Bedeutung verlor. Die Felder ruhten, die Mühlen standen still, die Wasser waren gefroren, die Kähne lagen fest. Nur die Eisenbahn zog ihre schwarzen Schlangen und grauen Fahnen durch das winterliche Land. Und Wagen und Schlitten mit Schellengeläut waren hinter den wacker trabenden Pferden zu später Stunde auf allen Straßen unterwegs nach jenen verheißungsvollen »Weihestätten«. In Stadt und Land – von Memel bis Allenstein und Johannisburg, bis in die fernsten Grenzorte – herrschten Musik und Licht, Essen und Trinken und Tanz, Tanz bis in den grauen Morgen. So war es in den Kasinos der Regimenter und den Gasthaussälen der Städte, den Herrenhäusern der Güter und den Dorfkrügen. Es war Brauch und Sitte, geheiligt und bewährt.

Erst später, als das Kind der Haupt- und Residenzstadt selber flügge wurde, ging ihm im eigenen Herzen ahnungsvoll das Gebot der Natur dann auf: Die Fohlen wurden losgelassen und jagten über die Weide.

Königsberg, die ehrwürdige Stadt der Tradition und Geschichte, die Stadt der strengen Wissenschaft und des tätigen Bürgersinns, beging die große Saison der Lust mit all ihren Ständen und an all ihren Stätten. Es gab damals keine öffentlichen Feste im heutigen Sinne. Es konnte nicht jemand von der Straße hereinkommen, bezahlen und mitmachen. Die offizielle Gesellschaft kannte in jedem ihrer Kreise nur Geladene und Eingetragene und zeigte eine Geschlossenheit, die undurchbrechbar war.

Die große Garnison warf ihre schimmernden Scharen ins Treffen. Ein jedes Regiment beging seinen Kasinoball schmetternd und farbenprächtig zumeist im eigenen Hause. Am Krönungstag und Kaisergeburtstag tanzten die Mannschaften im Saal der Ressource. Den höchsten Glanz zeigten die Feste der Gesellschaft Königshalle in dem schönen Bau mit den gekrönten Fensterscheiben am Paradeplatz. Sie waren vorzugsweise die Walstatt des Adels aus Stadt und Provinz, und wieder herrschte die schimmernde Wehr. Damals erwuchsen auf ostpreußischem Boden besonders viele sehr schöne Mädchen. Die jungen Kinder des Landes wurden auf dieses nicht ungefährliche Parkett gebracht, und die Helden gingen zum Angriff vor. Die Gesellschaftsräume der Königshalle umfaßten den großen und den kleinen Saal. Nach dem Gesetz des vermeintlich höchsten Ranges hielten die Wrangelkürassiere sich von den bürgerlichen Waffen gesondert und tanzten ausschließlich im kleinen Saal. Wenn es geschah, daß ein Kürassieroffizier in plötzlicher Regung eine junge Dame aus dem großen Saal in den kleinen entführte, so war das in gleichem Maße Auszeichnung und Herausforderung.

Wieder ein ganz anderes Bild war es, wenn auf den Festen der zivilen Welt das strenge schwarze Tuch den Flor der Farben durchsetzte.

In der ständig wachsenden Stadt ging in jenen Wochen der Hochsaison wohl kaum ein Abend ins Land, an dem nicht da und dort und überall mit Ausdauer und Hingabe getanzt wurde: im Schützenhaus und in den Logen, in der Börse, in dem einen oder anderen großen Hotel und immer wieder in der Königshalle. Es gab die großen Bälle im Oberpräsidium und im Generalkommando, die Bälle der Kaufmannschaft, der Juristen, der Mediziner, der Albertina höchstselbst; die Stiftungsfeste der farbentragenden Studentenverbindungen mit Kommers und Tanz, die landwirtschaftlichen »Kränzchen«, die Bullenbälle zum Zeitpunkt der großen Auktionen. Und in zahllosen Häusern Eingesessener und

Eingebürgerter erklang unter den nimmermüden Händen einer Klavierspielerin oder dem Bogenstrich eines Geigers die Musik zu einer intimen »Fete«.

Durch die verschneiten Straßen rollten am Abend in allen Richtungen Landauer, Coupés und Droschken, auch dann und wann schon einige Autos. Sie rückten am Portal der großen Häuser hintereinander auf und entließen die festlichen Gestalten. Die jungen Herren kamen in der Regel zu Fuß. In den Garderoben fielen die Überkleider. Die Damen schälten sich aus Radmantel, Kopfschal und Galoschen und prüften sich im Spiegel.

Wie waren sie reizend, die erwartungsvollen Kinder in ihren zartfarbenen Tanzkleidchen aus Tüll, Tarlatan, getupftem Mull oder fließender Seide. Sie trugen Kränze aus künstlichen Blumen, Maiblumen oder Vergißmeinnicht im wohlfrisierten Haar oder einen Apfelblütenzweig von der linken Schulter herab, um den Hals über dem dezenten Dekolleté ein feingliedriges Kollier, eine Goldkette oder funkelnde Granaten. Schmuck und Haut und Haar, es war alles echt an ihnen. Sie trugen lange weiße Glacéhandschuhe bis zum Ansatz der winzigen Ärmel hinauf, die schwingenden Röcke reichten bis zu den Füßen in spitzen schwarzen Lackschuhen oder in Goldkäferbraun. Die Hände hielten den kleinen Pompadour, den Fächer und die Tanzkarte.

Die Herren der Schöpfung, soweit sie zivilem Stande angehörten, waren allesamt im Frack, in ausgeschnittener weißer Weste, weißer Binde und Lackstiefeln. Die langen Schwalbenschwänze zierten manche schlanke Jünglingsgestalt gar wunderlich. Und immer gehörte zum Gesellschaftsanzug die vorschriftsmäßige Kopfbedeckung: zur Uniform die steife Mütze, zum Band des Corpsstudenten Cerevis oder Stürmer, zum seriösen Frack, kunstvoll in den gewinkelten linken Arm geklemmt, der Chapeauclaque. Diese unbequemen Zutaten verließen während der ganzen Dauer eines Festes ihren Besitzer nie: nicht bei der Tafel, nicht beim Tanzen, nicht in den erregendsten Augenblikken auf der Stufenleiter zwischen Himmel und Hölle.

Es begann mit der Polonäse. Die Aufforderung der Musik erging an alle anwesenden Gäste, und alle ohne Ausnahme reihten sich an. Die feierliche Prozession, angeführt vom Vortänzer oder Entrepreneur und der von ihm erkorenen Dame, zog durch Saal und Säle, sie folgte ihren unberechenbaren und seltsamen Gesetzen und löste sich schließlich auf in einen rasenden Galopp. Der bedeutete mit seinem Wirbel und den raschen Übergängen in den Kurven eine weidliche Anfechtung für die älteren und beleibten Herrschaften. Die Schleppen wogten, die Frackschöße flogen.

Danach setzte das eigentliche Programm des Abends ein.

Wer weiß heute noch von dem erregenden Spiel um die unschuldigen weißen Pappblättchen, an denen ein zierlicher Bleistift hing? Sie sind vergessenes Symbol einer untergegangenen Zeit und waren damals ein Gegenstand von magischer Gewalt. Sie verkündeten Beglückung, Ruhm, Triumph oder auch Enttäuschung und brennende Eifersucht. Auf jeder von ihnen stand eins der vielen Schicksale des Abends geschrieben oder auch nicht geschrieben.

Es war vielfach so, daß die Tanzkarten den jungen Damen schon Wochen vor dem Fest mit den Einladungen zugleich übersandt wurden, und heimlich begannen sich einige von ihnen bereits unmittelbar darauf mit Namen zu füllen. Bei der Dame seines Herzens meldete der Ritter oft kühn einen summarischen Anspruch an. Gefeierte Schönheiten des Parketts, von mehreren Seiten bestürmt, wogen ihre Gunst nach eigenem Belieben ab. Oft betraten daher diese Auserlesenen den Ballsaal mit dem triumphalen Bewußtsein einer vollbesetzten Tanzkarte. Die der anderen kamen erst am Ort der Tat in den Geschäftsgang, füllten sich langsam und vielleicht gar mit unrechten Namen. Es war das Hasardspiel des Erfolges.

Mit der »Barcarole« oder den »Donauwellen« begannen die Tänze der Jugend. Der Saal geriet in Bewegung. Einer Polka folgte ein Rheinländer und dann wieder ein Walzer. Die Paare glitten in schöner Bewegung dahin, wechselnd rechtsherum – linksherum, dazwischen chassierend – viele noch mit ernsten Gesichtern wie bei Erfüllung einer feierlichen Pflicht, andere gelockert und lächelnd, in den Rhythmus eingegangen und von der Lust beschwingt. Wenn der rechtmäßige Besitzer des Tanzes seine Dame zum Platz zurückgeführt hatte, traten die Freibeuter auf den Plan. Und die alten Herrschaften, zwar abgetreten und vergessen, füllten dennoch wichtig genug die Hintergründe. Es wäre durchaus nicht ohne sie gegangen. Keins der jungen Dinger hätte etwa auf eigene Faust oder mit dem Kavalier zum Ball kommen dürfen. Nein, so verdorben war die Welt damals nicht...

In der Pause wurde der Saal geräumt, die heiter bewegte Menge floß in die Nebenräume ab, wo auf Sesseln und Diwanen das erste zarte Geplänkel begann. Die kleinen Fächer aus Elfenbein oder bemalter Seide, in leichte Schwingungen gebracht, waren dem Spiel in höchstem Maße förderlich. Wie durch ein Wunder entstand indessen im Saal in kurzer Zeit in erneuerter Luft die festlich gedeckte Tafel. Es war zu jener Zeit nicht Brauch, sich etwa an einem Paar Würstchen genug sein zu lassen. Zu jedem Ball gehörte ein ordentliches Essen. Für die höheren Jahrgänge war es ohnehin unerläßlich, jedoch ebenso für die Jugend, die viele Stunden hindurch Runde um Runde und damit ungezählte Kilometer auf dem gewachsten Plan zurücklegte. Es hätte sonst geschehen können, daß das eine oder andere dieser zarten Geschöpfe seinem Tänzer ohnmächtig in die Arme fiel.

An der Stirnseite der Tafel befanden sich die Plätze der Ehrenvorsitzenden. Auf dem Ball der Juristen in der Königshalle hatte der letzte »Kanzler von Preußen«, Oberlandesgerichtspräsident v. Plehwe, Jahr für Jahr seinen Sitz vor dem mittelsten Fensterpfeiler, an dem ein Porträt König Friedrich Wilhelms III. hing. Ehe er Platz nahm, pflegte er sich prüfend umzusehen und sein Gedeck genau nach dem Bilde auszurichten.

Nach alter Sitte war der Kavalier der Tochter bei Tisch der Gast der Balleltern. So saßen sie rings an dem großen Hufeisen oder der Doppeltafel wie lauter Familien, und das entsprach dem Sinn und Geist dieser in sich geschlossenen Geselligkeit. Sie saßen miteinander bei der Suppe, beim Lachs, beim Kalbsbraten und bei einer guten Flasche Wein. Zum Beginn war die Begrüßungsrede gestiegen, zwischen den Gängen brachte eine herzhafte Männerstimme den Toast auf die Damen aus. Der war oft geschickt und humorvoll in Verse gesetzt, gewürzt durch dezent gewagte Anspielungen, und trieb die Stimmung dem Höhepunkt zu. Beifallklatschen und vielstimmiges Lachen durchdröhnten den Saal, die Gläser klangen, das zarte Spiel unter den Jungen gewann an Wärme und Leichtigkeit. Beim Eis und schließlich bei den Knallbonbons war das Vergnügen vollkommen.

Und dann ging das Tanzen weiter. Es folgten nach dem Tischwalzer in Abständen die großen Tänze des Abends, Quadrille und Blumenwalzer. Und wiederum erzitterte manches Herz: Wer ein Mädchen zur Quadrille holte, der meinte es ernst oder doch beinahe. Was war es für eine Beglückung, während all der wechselnden Touren den rechten Partner zur Seite zu haben und ihn nach kurzer Trennung unfehlbar jedesmal wiederzufinden. Immer wieder faßten die weißbehandschuhten Hände einander mit zärtlichem Druck.

An der Quadrille nahmen vielfach auch die älteren Herrschaften teil. Danach jedoch setzten sich die Väter endgültig ab

und blieben verschollen. Fernab erholten sie sich in dichten Rauch-
schwaden beim Skat, beim Bier und einem handfesten Männerge-
spräch. Die Mütter hielten auf dem »Drachenfels« aus, denn der
Blumenwalzer war Erfüllung und Entscheidung.

Die jungen Herren nahmen kleine bunte Sträuße in zugemes-
sener Zahl aus dem bereitstehenden Korb und vertanzten sie nach
Gunst und Laune. Es war das schönste Bild des Abends. Vollkommen aber wurde es erst, wenn nun die Tänzerinnen ihrerseits
die Revers der Kavaliere mit Schleifen und Orden besteckten und
die also geschmückten Paare die »Rosen aus dem Süden« abtanz-
ten. Hie und da vermochte eine junge Dame die Fülle der Blumen
kaum mehr zu halten; und als Triumphator der Nacht ging aus
dem heiteren Kampf hervor, wessen Frackaufschläge dekoriert
waren wie das Festgewand eines Obermandarins.

Die Bälle von einst hatten ihr festes Gesetz, ihre Sitte und
Ordnung. Den streng gehaltenen Töchtern wurde es zu ihrer Zeit
nicht leicht gemacht; die Ermahnungen daheim machten überdies
die Schüchternen unter ihnen noch unsicherer. Auch manchen der
jungen Männer umgab die eigene Wohlerzogenheit anfangs wie
ein Drahtzaun. Doch alle Schwere fiel ab in jenen Wochen, die
anderswo Karneval oder Fasching hießen. Mit dem Kostüm und
der Maske kam aus der Tiefe der ostpreußischen Seele die Lust
am Überschwang und Abenteuer ans Licht. Es ging hoch her, laut,
wild und ausgelassen, in Stadt und Land. Überall, wo die Fackeln
der Narrheit flammten.

In dieser Zeit gab es in den Räumen des Schützenhauses in
Königsberg auch das Fest der Bühnengenossenschaft, das einem
weiten Kreise zugänglich war. Die Halbgötter, in vielen Vorstellungen bewundert und von fern geliebt, waren von den Brettern
herabgestiegen und verschenkten in olympischer Laune eine bewegte Nacht an die Irdischen.

Im großen Saal der Börse beging die ehrbare Kaufmannschaft ihr Maskenfest der Hunderte. Die steife Würde des Kommerzienrates war in seinem Comptoir geblieben. Der hochlöbliche Konsul, zum Mephisto verwandelt, bemühte sich ahnungslos um eine blutjunge Holländerin, hinter der seine eigene Tochter steckte. Napoleon saß mit Lohengrin im Ponarther Bierzelt.

Die Maskenverleihe waren für diese Unternehmung ihres gesamten Bestandes beraubt. Dazu wurde aus Schränken und Truhen der Kleidernachlaß der Ahnen gelüftet. Königin Luise mit Lockenfrisur, hochgegürtet unter dem gewagten Dekolleté, trat zumeist mehrfach auf, daneben erschienen die Jungfrau von Orléans, die Königsberger Fischfrau und die Tante Malchen. Unter den männlichen Masken erregte einst die höchste Bewunderung ein echter Schillscher Husar. Es war ein neunzehnjähriger Student, knabenschlank, dem dennoch das historische Ehrenkleid des Vorfahren so sehr den Brustkorb eingeengt hatte, daß er das Hemd darunter weglassen mußte. Doch das beeinträchtigte das Vergnügen keineswegs, und niemand ahnte etwas davon.

Das große Fest dauerte lange, es dauerte die ganze Nacht. Mit den rinnenden Stunden verblühte es. Hinter den Fenstervorhängen erbleichte das Dunkel ins Grau der Dämmerung. Schon waren die Gäste spärlicher geworden. Die Musiker packten die Instrumente ein. Dann gab es immer und überall auf dem gelichteten Parkett der Säle den Abschiedstrost: In die aufgelöste, erloschene Stimmung hinein kam der starke, schwarze, heiße, der belebende, erfrischende, der ersehnte, hochwillkommene Kaffee! Draußen warteten die Equipagen.

Niemand, der sie miterlebte, hat die ostpreußischen Bälle aus jenen Jahren vergessen. Sie bedeuteten den Älteren Erquickung und heitere Besinnung. Den Jungen aber waren sie Hoffnung und Erfüllung, Betörung und Rausch und glücklicher Traum.

GEORG HERMANOWSKI

Der Lutschbonbon

Der gebürtige Allensteiner (geboren am 27. November 1918) studierte Germanistik und Kunstgeschichte in Köln und München und machte sich als Übersetzer flämischer Literatur wie als Schriftsteller einen Namen. Georg Hermanowski wurde 1961 mit der Ernennung zum Ritter der belgischen Krone ausgezeichnet und ist Ehrenmitglied des flämischen Schriftstellerverbandes. Seine Komödie »Des Zaren Silbersporen« erschien 1950, sein Roman »De verloren Vader« 1955. Neben vielen anderen Veröffentlichungen brachte er die Geschichte des flämischen Romans unter dem Titel »Die Stimme des schwarzen Löwen« und eine Geschichte der modernen flämischen Literatur heraus. Georg Hermanowski lebt heute als freier Schriftsteller in Bad Godesberg.

Es war in der alten, wenn auch nicht mehr guten Zeit, da die Menschen sich noch mehr oder weniger getrost der Vorstellung hingeben konnten, ihr Geld besitze einen gewissen Wert. In jener Zeit lebte Großmutter Mitschkat, die für den Rest ihres wie ein brennender Kerzenstummel dahinschmelzenden Lebens eine Aufgabe darin gefunden hatte, ihren beiden Enkelkindern, dem Sohn ihrer Tochter und der Tochter ihres Sohnes, wo nur möglich eine Freude zu bereiten. Die materielle Grundlage dieser kleinen Freuden bildete eine bescheidene Rente, die auf einem Nichts, oder besser gesagt, auf einem Nichtvorhandensein basierte: nämlich auf Großvater Mitschkats gegen Ende des Ersten Weltkrieges verlorenem Bein. Es war eine sogenannte Pfennigrente, von der die Menschen damals zu sagen pflegten, man könne von ihr weder leben noch sterben. Großmutter Mitschkat jedoch bemühte sich seit Jahren, den Gegenbeweis zu liefern, indem sie es – wie, wußte und weiß bis heute kein Mensch – immer wieder fertigbrachte, ihren Enkelkindern kleine Geschenke zu machen. Großmütter sollten solches eigentlich gar nicht nötig haben; doch scheint der Wert einer Großmutter bei den Kindern zu allen Zeiten im Rhythmus ihrer Gebefreudigkeit zu steigen und zu fallen.

Aber kommen wir zur Sache. Eines Morgens, nachdem Großmutter Mitschkat besonders gut geschlafen und wohl auch geträumt, nachdem ihr die Honigstullen zum Frühstück besonders gut geschmeckt hatten, drückte sie in einer Anwandlung froher Geberlaune ihrem Enkel Paulchen, dem älteren der beiden Enkelkinder, ein blankes Zweipfennigstück in die Hand und sagte dazu: »Paulchen, mein Jung, geh mit Mariechen zum Kaufmann und laßt euch jeder einen schönen, großen Lutschbonbon geben.«

Kindern braucht man solches bekanntlich nicht zweimal zu sagen; und da der Kaufmann an der nächsten Straßenecke wohnte, kaum siebzig Meter von Großmutters Häuschen entfernt, bedurfte es keiner langen Überlegung: In der einen Hand das blanke Zweipfennigstück, an der anderen Mariechen auf klappernden Sandalen – zum Zuschnüren der Riemen blieb keine Zeit mehr –, zog Paulchen siegesbewußt, auf dem Gaumen bereits einen süßlichen Vorgeschmack, zum Kaufmann, um dort großmütig die Kupfermünze auf den Ladentisch zu legen und zwei große Lutschbonbons, einen für sich und einen für Mariechen, pardon, einen für Mariechen und einen für sich, zu verlangen.

Doch welche Enttäuschung, als der Kaufmann ihm mit verständnisloser Miene zu verstehen gab, daß über Nacht auch die Lutschbonbons der allgemeinen Preissteigerung zum Opfer gefallen seien und ihm – da man einen Pfennig nun einmal nicht spalten könne – nichts anderes übriggeblieben sei, als den Preis für einen Lutschbonbon von einem Pfennig auf zwei Pfennige zu erhöhen. Zu überlegen blieb nun, ob Paulchen und Mariechen sich mit kleinen Lutschbonbons begnügen wollten, von denen bisher zwei Stück einen Pfennig gekostet hatten und nunmehr drei Stück zwei Pfennige kosteten, wobei dann allerdings bei einem Zweipfennigeinkauf das Problem der Warenaufteilung unter zwei Kunden nicht gerade leicht zu lösen war.

Aber dieses Problem blieb außer Betracht; ließen sich doch die großen Lutschbonbons an Schönheit, Süße und Langlebigkeit (zwischen Zunge und Gaumen) mit den kleinen gar nicht vergleichen. Die kleinen Lutschbonbons waren nicht viel mehr als armselige Zuckermurmeln, während die großen schon auf den bloßen Anblick hin im hohen Glaspokal wie durchscheinende Zuckerkandkristalle strahlten.

So faßte Paulchen denn den kühnen Entschluß, ohne Mariechen auch nur zu fragen – war doch in der alten Zeit die Gleichberechtigung noch nicht so weit fortgeschritten, daß Mariechens Meinung auch nur in etwa ins Gewicht gefallen wäre –, es bei einem, dafür aber großen Lutschbonbon zu belassen. Und da in jenen Tagen das Wort Hygiene noch klein geschrieben wurde, legte der Kaufmann den Lutschbonbon in Paulchens offene Hand, in der so lange die Kupfermünze gelegen hatte – die andere Hand mußte ja für Mariechen freibleiben! Die Kinder verließen siegesbewußt den Laden, wobei allerdings zu bemerken bleibt, daß es mit Mariechens Siegesbewußtsein nicht gar so weit her war, denn an der einen Hand hielt sie Paulchen, oder besser: wurde sie von Paulchen gehalten, während die andere... leer blieb. Vor dem Schaufenster des Kaufmanns blieben die beiden stehen. Paulchens Geduld war nahezu am Ende; er wollte endlich wissen, wie der Lutschbonbon schmeckte, zumal er einen Roten bekommen hatte. Beim Grünen weiß man das sogleich; der kann nur nach Waldmeister schmecken; und beim Rosigen läßt sich nahezu sicher auf Erdbeer schließen; doch beim Roten sind die Möglichkeiten fast unbegrenzt: Himbeer, Johannisbeer, Kirsch und was es sonst noch alles gibt!

Während Mariechen mit der Zunge schnalzte und im Geist mitschmeckte, ließ Paulchen den roten Lutschbonbon zwischen seinen im Vergleich dazu blaß anmutenden Lippen verschwinden, drehte ihn mit der Zunge behutsam ein paarmal zwischen Himmel und Gaumen und ließ ihn dann, hinter der Backe versteckt und nur durch eine leichte Wölbung verraten, für ein paar Sekunden unsichtbar werden, was Mariechen das beruhigende Gefühl gab, daß der Lutschbonbon in Paulchens Mund noch immer schön groß sei. Bedächtig holte Paulchen die inzwischen recht klebrig gewordene Zuckerkugel dann aus seinem Mund und schob sie zwischen Mariechens Lippen hindurch, und hinter Mariechens Backe wiederholte sich das gleiche Spiel.

Es ist nun einmal das Schicksal eines Lutschbonbons, immer mehr abgelutscht zu werden; sonst wäre er ja kein Lutschbonbon. Hätten sich die beiden beim Kaufmann für drei Lutschbonbons anstelle des einen großen Lutschbonbons entschieden, wären die beiden ersten sicher inzwischen völlig aufgelutscht gewesen und ständen Mariechen und Paulchen nun vor dem Problem, den dritten entweder abwechselnd abzulutschen oder aber vor Lutschbeginn zu spalten, wozu es eines scharfen Gegenstandes bedurft hätte und wobei die Gefahr eines Absplitterns und Im-Sande-Verlorengehens von Lutschbonbonteilchen keineswegs nur eine eingebildete gewesen wäre.

Im Sande landete auch der große Lutschbonbon – wenn auch unzersplittert und ungeteilt –, als Mariechen ihn mädchenhaft ungeschickt mit zwei Fingern aus dem Mund holte, um ihn Paulchen zu übergeben, der gerade wieder zum Lutschen drankam. Wahrscheinlich war der Lutschbonbon an ihrem Zeigefinger kleben geblieben; Paulchen hatte rasch zugegriffen, in seiner Gier vielleicht eine Sekunde zu früh. Wer schuld an dem Unglück war, wurde jedenfalls nie festgestellt.

Doch zum Glück ließ sich der Lutschbonbon – es war ja ein großer! – im Sande leicht auffinden. Ja, im ersten Augenblick schien es, als hätte er durch den Sturz in den Erdenstaub an Umfang zugenommen, als wäre er um eine Streuselschicht dicker geworden. Guter Rat war teuer, wie man die schützende Verpackung, in die er geklebt war, wieder entfernen könne, ohne daß der Lutschbonbon Schaden leide, geschweige denn an seiner Substanz verliere.

»Ablutschen«, meinte Mariechen, und da sie den Grundsatz der alten, wenn auch nicht mehr guten Zeit vertrat, Sand reinige den Magen, erbot sie sich freiwillig dazu. Doch Paulchen sah sich verpflichtet, dagegen zu protestieren, obwohl er wenig Lust verspürte, es selber zu tun. Sie hatte zuletzt gelutscht, und bei aller Liebe, jetzt war er an der Reihe! Mit wahrer Todesverachtung schob er den klebrigen, sandverkrusteten Lutschbonbon zwischen seine blassen Lippen. Es knirschte beträchtlich, als er ihn im Mund rotieren ließ; doch dieses Knirschen rief bei Mariechen ein Wohlbehagen wach; sie schnurrte wie ein glückliches Kätzchen. Das war kein gewöhnliches Lutschen mehr, es war etwas ganz anderes, kein Wunder, daß Mariechen sich benachteiligt fühlte. Aber es war nun einmal das Los der Frau, ihr Schicksal geduldig zu tragen. Als sie nach Paulchen wieder an die Reihe kam, war der Lutschbonbon glatt wie zuvor, sie verspürte kein Knirschen zwischen ihren Milchzähnchen.

Paulchen aber warf sich stolz in die Brust und fühlte sich wie ein Held, wenn auch der Sand seinen Gaumen schmerzhaft aufgescheuert hatte. Ja, mehr: er hatte als Mann ein Opfer gebracht; und er meinte, Mariechen müsse dies zu schätzen wissen. Behutsam zog er sein Taschentuch aus der Hosentasche und wischte mit einem Zipfel an seinem Gaumen entlang, um so die letzten hartnäckigen Sandkörnchen zu entfernen. Sicher lag es nun an der Farbe des Lutschbonbons – er war ja rot! –, daß sich das weiße Leinen ein wenig verfärbte. Für Mariechen aber war es Blut; Blut des aufgescheuerten Gaumens und mehr noch, Blut eines Helden! Sie erschrak so sehr, daß sie den Lutschbonbon verschluckte. Paulchen mußte sie nun vorwurfsvoll ansehen, obwohl er heimlich froh war, daß er auf diese Weise vom gaumenaufreibenden, schmerzlichen Weiterlutschen erlöst war – was er als Held natürlich nicht eingestehen durfte.

Schuldbewußt schaute Mariechen zu ihm auf, als er ihre Hand ergriff, um schweigend mit ihr zur Großmutter zurückzukehren. Eigentlich hätte er sie jetzt großmütig trösten, hätte ihr sagen müssen, der Lutschbonbon habe einen unbewachten Augenblick genützt, um sich selbständig zu machen; doch dem hätte er – schon aus pädagogischen Gründen – hinzufügen müssen, auf Frauen und Lutschbonbons sei nun einmal wenig Verlaß, auf sie müsse man eben beständig aufpassen. Das aber wollte er ihr nicht antun.

Als sie merkte, daß er nicht böse war, lächelte sie wieder. Sie gingen nun Hand in Hand. Nur um eines machte sich Paulchen noch Sorgen: Er hatte ihr jetzt nichts mehr voraus, seine andere Hand war leer. Leider, dachte er, ist es im Leben nun einmal so; denn nur im Herzen, nicht in der Hand, trägt man die Erinnerung an einen Lutschbonbon.

TAMARA EHLERT

Der Kuckuck

Die Schriftstellerin und Lyrikerin Tamara Ehlert wurde am 28. Dezember 1921 in Königsberg geboren. Sie erhielt 1955 den Lyrik-Preis des Brentano-Verlages. Aus ihrer Feder erschien ein Band mit Erzählungen unter dem Titel »Die Dünenhexe« und ein Lyrikband, außerdem ist sie in einer Reihe von Anthologien vertreten. Die Schriftstellerin lebt heute in der Nähe von München.

Anna saß vor der Küchentür und schälte Kartoffeln. Als der dürre Schatten der Grigoleitschen über die Schwelle fiel, sah sie auf.

»Im Saal müssen die Fenster geputzt werden«, sagte die Grigoleitsche.

Anna bohrte gerade einer dicken Kartoffel die Augen aus. Sie legte das kleine krumme Schälmesser weg und blinzelte.

»Hörst du den Kuckuck?« fragte die Grigoleitsche. »Nu wird Frühling.«

Ach Gott, dachte Anna, was du schon vom Frühling hast, mit der Gicht in allen Knochen und deinen siebzig Jahren.

»In meinem Alter«, sagte die Grigoleitsche, »da is man schon zufrieden, wenn man in der Sonne hucken und sich den Puckel wärmen kann.« Anna erwiderte nichts darauf. Unheimlich, daß die Grigoleitsche immer zu wissen schien, was sie dachte.

»Kannst gleich anfangen, wenn du mit den Kartoffeln fertig

bist«, sagte die Grigoleitsche. Sie schlurfte ins Haus und nahm ihren dürren Schatten mit.

Im Saal roch es nach Schimmel und vergossenem Schnaps. In einer Ecke kauerte das Klavier, staubig und verstimmt. Anna klappte den Deckel auf und klimperte mit zwei Fingern. Die Tasten waren gelb und rissig wie die Zähne der Grigoleitschen.

»Man weiter so«, sagte jemand hinter ihr. Sie drehte sich langsam um. »Ach, Heini Mickelun«, sagte sie. »Ich hab dein Motorrad gar nicht gehört.«

»Kein Wunder«, sagte Heini Mickelun, »wo du doch Klavier spielst.«

Anna schlug den Deckel so heftig zu, daß er ihr fast die Finger beklemmte.

»Laß man«, sagte Heini Mickelun und lächelte sie an. »Für den Anfang schon ganz hübsch. Kannst mir mal ein Bier bringen, ich bin halb verdurstet.«

»Du fährst ja auch immer wie der Deiwel«, sagte Anna. »Wirst dir noch mal das Genick brechen dabei.«

»Dann freust du dich wohl, was?«

»Unsinn«, sagte Anna ärgerlich. »Und dein Bier kannst du von der Grigoleitschen in der Schankstube kriegen.«

»Wenn die Grigoleitsche es abzapft, schmeckt es mir aber nicht.«

Anna wrang den Putzlappen aus und kletterte auf die Fensterbank.

»Wie wär es mit Sonntag?« fragte Heini Mickelun. »Am Sonntag hast du doch frei.«

»Geht nicht«, sagte sie mürrisch.

Er schlenderte zur Tür. »Ich bin um drei am Waldrand.«

»Da kannst warten, bis du schwarz wirst«, schrie Anna hinter ihm her.

155

Am Sonntag saß sie auf Heini Mickeluns Windjacke und aß von dem Mohnstriezel, den er mitgebracht hatte. Über dem Wasser hing goldener Dunst, und aus den Wäldern schrie der Kuckuck.

»Wenn du gut aufpaßt, wie oft er schreit, weißt du, wieviel Jahre du noch zu leben hast«, sagte Heini Mickelun.

Anna versuchte zu zählen, aber es wurde ihr bald langweilig.

»Du wirst steinalt«, sagte Heini Mickelun.

»Das möchte ich gar nicht«, sagte Anna und dachte dabei an die Grigoleitsche.

»Na, sag das nicht. Es muß doch ganz schön sein, steinalt zu werden.«

»Zähl du doch mal für dich«, sagte Anna. Aber gerade da hörte der Kuckuck auf zu schreien.

»Siehst du«, sagte Heini Mickelun. »Ich hab kein Jahr mehr zu leben.«

Anna wandte ihm ihr Gesicht zu. »Red doch nicht sowas«, sagte sie heftig.

Er legte seinen Arm um ihre Schulter.

»Ist doch bloß Spaß, Anna.« Eine große Wolke wanderte über die Sonne, und ihr Schatten ging über die beiden hin. Der goldene Dunst über dem Wasser wurde grau.

Nach ein paar Tagen saß Anna um die Mittagszeit vor der Küchentür und schälte Kartoffeln. Als die Grigoleitsche durch den Garten kam, sah sie auf. Die Grigoleitsche war im Dorf gewesen, und wie sie daherkam, lang und schwarz, wußte Anna plötzlich, daß sie nichts Gutes mitbrachte.

Sie blieb vor Anna stehn und sagte: »Der Heini Mickelun is verunglückt. Mit dem Motorrad.«

Das kleine krumme Schälmesser rutschte Anna aus der Hand. Sie wurde ganz weiß.

»Ja«, sagte die Grigoleitsche, als ob Anna sie etwas gefragt hätte. »Er ist gleich tot gewesen. Fuhr ja auch immer wie der Deiwel.«

Da fing der Kuckuck an zu schreien, einmal, zweimal, viele Male. Er hörte gar nicht wieder auf.

Anna preßte die Fäuste an die Ohren, sie saß ganz krumm, aber sie gab keinen Laut von sich.

Die Grigoleitsche schlurfte an ihr vorbei ins Haus. »Wirst den Kuckuck nächstes Jahr schon wieder hören wollen«, murmelte sie. »Jetzt möchtest ihm am liebsten die Gurgel umdrehn. Aber nächstes Jahr... Wirst ihn schon wieder hören wollen.«

AGNES MIEGEL

Erinnerungen an die Vaterstadt

Wenn ich vom Schreibtisch aufblicke, so sehe ich über dem alten Apfelbaum am Zaun grüne Wiesenweite und darüber, zartblau wie Wolkenzug unterm hellen Frühlingshimmel, den langgestreckten Rücken fernen Waldgebirges.

Ein schöner Blick ist es, der das Herz weitet und freut, wie das Lächeln eines Kindes, für das man den stillen tiefen Dank des Alters empfindet, den glückliche Jugend noch nicht kennt.

Aber hinter dieser grünen Lieblichkeit sehe ich doch immer anderes, wenn ich mir auch mit jedem Tag deutlicher seiner Unerreichbarkeit bewußt bin: die grünen Gärten, die alten Friedhofswipfel um den spitzen Turm der Luisenkirche, hinter dem um diese Frühlingszeit die Sonne versank, um nach Johanni zurückzuwandern zum Pregeltal.

Doch über dieses Bild schiebt sich wieder ein anderes — wie Wolkentore tun sich die dunklen Brückenflügel auf, Hochseedampfer und Segelkahn gleiten unten übers Wasser, das um die Pfähle strudelt und gegen die schaukelnden Bootswiegen schlägt, unter deren Planen es nach Obst duftet.

Und wie blaue Dämmerung über die vertrauten Giebelgassen, die Brücken sinkt, die Inselstadt um den Dom, deren buntes Leben sacht verebbt, klingt vom hohen Schloßturm, auf dem noch das letzte Licht liegt, tröstend und hold-vertraut das Abendlied: »Nun ruhen alle Wälder...«

So hörte ich es, Abend für Abend, in der frühen Kinderzeit und später, als ich noch einmal für Jahre in den Kneiphof zurückkehrte, in das Herz der alten Stadt, ja recht eigentlich das Herz des Landes.

Hier auf der Insel im Strom, dessen hohe Ufer noch waldbedeckt unterm klaren nordischen Himmel lagen, auf dem Anlegeplatz der Fischer und Bauern, hat der heilige Adalbert seine letzte Messe gelesen, am Vorabend des Tages, da er mit seinen Gefährten flußabwärts aus dem Kahn stieg und den Weg betrat, der zu dem heiligen Hain des Samlands führte, wo der Opfertod ihn erwartete. Hier wuchs der wehrhafte Ordensdom auf, der zu Recht den Namen dessen trug, den der Heiland von seinen Netzen fort zum Fischer der Menschen berief.

Hier schliefen in der Geborgenheit des Hohen Chors die Hochmeister und Marschälle, hier lag unterm riesigen Epitaph der Brandenburger, der dies Land zum Herzogtum machte, von dieser bunten Kanzel klang die erste deutsche Predigt der neuen Lehre in das Land.

Aber all das wußte ich damals nicht. Ich wußte nur, daß diese alte Handelsinsel mit Gassen und Gäßchen, mit dunklen Torbogen zu lustigen schmalen Kaistegen und Flößen, mit schmalen Giebelhäusern und dunklen Fluren, aus denen hohe gewundene Treppen tauchten, mit den grünumrankten Wolmen der saalartigen kleinen Plätze, mit Läden und Kontoren, mit dem Kräuterduft der alten Apotheke, und ihrem dicken steinernen Bären, mit den letzten Beischlägen in der Langgasse –, daß all dieses meine Kinderstube war, so wie der Dom, zu dem ich hochgereckt emporblickte nach seinem speicherartigen Giebel, mein erster greiser Gefährte war. An seinen Wänden tappte ich, im Schatten seiner Linden, bis ich von seiner Tür, zum erstenmal allein, lachend vor Glück, in das österliche Sonnenlicht schritt!

Alles hier war für mich wie etwas nach langer Trennung Wiedergefundenes – so, als ob die meiner Vorfahren, welche vor hundert Jahren und mehr hier lebten, noch einmal in mir dies alles sehn und lieben wollten.

Bis heute könnte ich es mir nicht denken, daß ich in einer anderen Stadt – so lieb mir die Städte Ostpreußens und Westpreußens und die Pommerns auch wurden – ja nur in einem andern Stadtteil geboren wäre.

Daß meine Mutter und Minna »von weither« stammten, vom Land, erfaßte ich bald und hörte gerne, wenn sie davon erzählten. Daß aber mein Vater in der Oberstadt geboren war, daß seine allerersten Kindheitserinnerungen mit dem Haus seines Großvaters an der Sackheimer Kirche zusammenhingen und dem goldnen Lamm ihrer schönen Wetterfahne, und seine liebsten mit dem alten Stiftsgarten gegenüber der Tragheimer Kirche, wo er unter der alten Kastanie – deren letzten Zweig ihm Freundeshand noch in den Sarg mitgab – seinen liebsten Schulkameraden kennenlernte, das war und blieb mir immer wieder verwunderlich, erschien mir wie etwas Schwer-zu-begreifendes. Denn er und ich gehörten zusammen und gehörten beide zu dieser alten Stadt, durch die er mich mit solch andächtiger Liebe führte, seit ich an seiner Hand gehn konnte und er meine Fragen beantwortete. Aber ich fragte nicht viel. Nicht nur, weil ich kein Fragekind war – dazu gab es viel zu viel auch auf dem kleinsten Weg zu sehn –, sondern auch, weil alles hier mir so vertraut war, wie dem Bauernkind sein Hof.

Ich muß wohl bei einer meiner Vatersschwestern im Stift gewesen sein, als wir aus der geliebten Wohnung in dem alten Barockhaus mit den Doppelgiebeln von der Magisterstraße fortzogen. Diese Wohnungen der beiden alten Verwandten respektierte ich genauso wie meiner Mutter Landheimat, und liebte sogar das niedrige Altstädtische Stift, das noch ganz so war, wie die Häuser einer alten holländischen Stadt. Es lag ja neben der Neuroßgärter Kirche mit dem schönen Turm, ich hörte dort die Uhr schlagen und die Italiener-Pappeln rauschen, wenn ich einmal nachtüber bleiben durfte (um immer wieder mit dem glatten Leinenlaken von dem harten Wachstuchsofa herunterzurollen!).

Das Stift der anderen Tante auf der Königstraße liebte ich gar nicht, wenn auch das kalte Nordzimmer, in dem ich wohnte, wie einst ihre Großmutter, den Vorzug hatte, daß man vom Fenstertritt aus ungestört sowohl Paraden wie große Leichenzüge betrachten konnte. Immer sehnte ich mich dort nach Hause – das meinte, nach den Gassen um den Dom oder am Pregel. Nie konnte ich mich an die neue Wohnung gewöhnen, in der ich mich dann auf einmal fand. Sie lag in der Knochenstraße, in einem hübschen alten Haus, das mir schon von außen nicht gefiel, denn es hatte weder Giebel noch Augenbrauen, wie ich die Sandsteinkrönungen über den schmalen hohen Fenstern des alten Hauses genannt hatte. Und als ob meine Abneigung berechtigt war, so brachte diese Wohnung den Meinen nur eine einzige Leidenszeit von Unglück und Kummer – und wurde dann für die Familie, die nach uns dort einzog, bis zur Zerstörung das geliebte Heim glücklichster Jahre.

So, wie es lange Zeit für uns die nächste Wohnung wurde, von der es hieß, daß sie von einem unglücklichen Spukgeist geplagt wäre. Nun, uns war dieser Geist freundlich – vielleicht, weil wir alle auf den ersten Blick die Zimmer liebten und den graftartigen Zuggraben vor den Saalfenstern, über den kleine Holzbrückchen zu den verwilderten Gärten alter Kaufmannshäuser führten. Sie mußten später, als der Zuggraben zugeschüttet wurde, hohen, wenig schönen Neubauten weichen – aber es blieb der weite alte Jahrmarktsplatz vor der backsteinroten Gasanstalt drüben. Jahrmarkt wurde dort nicht mehr gehalten, aber jeden Dienstag und Freitag war da ein richtiger Markt, ländlicher noch als der geliebte Altstädtische unterm Japper, durch die kleinen Bauernwagen, deren Pferdchen im Ausspann im Schwarzen Roß in der Vorstadt standen. Und kleinstädtisch behaglich an den andern Tagen, wenn der alte Seiler an der hohen Mauer des Georgenhospitals hin und her ging auf seiner Reiferbahn oder die Jungens, klotzkorkenklappernd, dort Klipp spielten. Schön war es, auf der großen Holzveranda über dem schmalen Gärtchen hinter Bohnen- und Kressengerank ein ruhiges Sommerdasein zu führen – an kühlen Abenden trug der Nordostwind das Abendlied des Schloßturms bis hierher. So ruhig waren damals noch die breiten Straßen der »Vorstadt«, deren Anstieg über die »Kronenstraße« zur Haberberger Kirche führte, die noch ganz wie eine Dorfkirche auf dem grünen Friedhofshügel lag und auf deren schönem Turm sich der Engel des Gerichts posauneblasend im Wind drehte.

Immer aber blieb in mir die Sehnsucht nach dem Kneiphof und seinen Gassen. Aber auch diese Straße, diesen Platz, diese hellen hohen Zimmer liebte ich. Noch heute meine ich abends im Einschlafen, ich liege wieder in meinem Gitterbett unter dem kleinen Muttergottesbild und der tickenden kleinen Schwarzwälder Uhr und zähle die Heckenrosen auf der bräunlichen Tapete, bis aus der weißen Tür die Eltern zum Gutenachtsagen kommen und Mohrchens leise Pfoten hinter ihnen tappen.

Viele Jahre wohnten wir dort. Wir sahen den großen roten Neubau des Hospitals aufwachsen, aus der Gasanstalt wurde eine Schule, durch die Vorstadt rollte die Pferdebahn. Ihre kleinen Wagen mit den grünen Friesvorhängen trugen am eisigen Wintermorgen mich und andere verschlafne und dickvermummte Schulkinder in die Oberstadt zu unsern Schulen. Durch ein freigehauchtes Guckloch sah man zu, wenn am Danziger Keller das dritte Pferd vorgespannt wurde, ehe man wieder in verschlafne Frostbetäubung versank. Es waren die kalten, schneereichen Winter der achtziger Jahre. Hinter hohen Schneewällen stapften wir in dicken Gummischuhen früh, noch beim letzten Mondschein, aus den hohen Haustüren. Aber herrlich waren diese Wintermorgen – und am herrlichsten die immer helleren Märzmorgen bis zum Ostersonntag, wenn ich, in Mutters Plaid eingewickelt, in ihrem Arm auf dem Fensterbrett stand und wir alle schweigend, mit klopfendem Herzen, darauf warteten, das Osterlamm in der Sonne springen zu sehn, die über den leeren Salzwiesen glühend rot aus dem weißen Frostnebel stieg! Das ganze Zimmer lag in diesem leuchtenden Lebensschein, wenn wir uns zärtlich küßten, selbst vor Freude glühend, daß wir das Wunder wieder gesehn!

Um dann, festlich angetan, von meinem Vater ein ebenso rotes Osterei zu erhalten, in das er ein Hähnchen und schönste alte Muster geritzt hatte – und von den Tanten goldbraune, mit Zwiebelschale oder grünlich mit Moos gefärbte Eier, glänzend von Speckschwarte. Ja, all das hing an jener Wohnung am Jahrmarktsplatz wie Lametta am Weihnachtsbaum.

Was dann kam – Umzug in eine uns fremd gebliebene Stadtgegend, eigne Lehr- und Wanderjahre, bis die langen Krankheitszeiten der Eltern mich heimriefen, letzte, stille Jahre mit dem greisen Vater am Domplatz, dicht am Pregel – all das verschmilzt in mir zu einem einzigen Erlebnis wie ein langer, bunter, menschenerfüllter Tag, mit aller Freude, allem Erleben, allem Kummer der Lebensmitte.

Aber ganz klar, bis in jede Stunde, stehn die Jahre vor mir, als das Schicksal – richtiger meine gute Vaterstadt selbst – mich noch einmal hinführte in die Heimat jener Vorfahren, die zu ihnen gehörte wie der Kneiphof.

Diesmal hinaus auf die Hufen und nach einem kleinen Zwischenspiel in der lindenbestandenen Luisenallee zu der geliebten Wohnung, meinem schönsten Heim, in der stillen Hornstraße.

Übermüdet von unruhigem Umzugstag, unsre beste Lampe in der Hand, zog ich dort ein in das Haus, über dessen Tür ein tönerner Jüngling sein glückbringendes Schweinchen im Arm hielt. Ich fühlte, daß es auch für mich Glück bedeutete, als ich in das gelbe Haus trat, um dessen Vorgarten eine dichte Wildrosenhecke stand. Denn dies Haus und seine ganz gleichen Nachbarhäuser standen auf dem Grund, der einst zu dem Landhaus meines Urgroßvaters gehört hatte. Die Pastellbilder meiner Vorfahren blickten von der Wand meines Wohnzimmers herüber zu dem kleinen weißen Haus hinter den alten Bäumen, das da hoch über dem Erlengrund des Hufenbachs am Abhang stand. Außer dem Luisenhäuschen das letzte der alten Landhäuser, in denen Königsberger Kaufmannsfamilien ihre Sommer verbrachten, ehe der Strand der Bernsteinküste freigegeben wurde. Eins nach dem andern hatte nach trübseligem Verfall als Tanzlokal geendet, ehe es hohen Neubauten weichen mußte. Auch diesem war es beschieden, unter einem anderen Namen so weiterzubestehen.

Aber ich vergaß es, wie ich auch die häßlichen neuen Stuckornamente und die Glasveranda überm Abhang vergaß, wenn ich hinüberblickte. Für mich war es das Geburtshaus meiner Großmutter, die dort an einem schönen Frühlingstag getauft wurde, war das Giebelfenster, in das der Vollmond schien, immer noch das Sterbezimmer des jungen Großohms, der wie ich im Kneiphof und am gleichen Märztag wie ich zur Welt kam. Und Haustür und Gartentor waren es, aus denen sie, verarmt durch lange Kriegsjahre und Speicherbrand, an einem trüben Morgen für immer hinausgingen.

Aber sie mußten nicht von der Heimat fort. Sie gingen in ein letztes ihnen noch erhaltenes Haus in der unveränderten alten

Stadt. Sie wurden in die warme Erde gebettet zu Freunden und Verwandten auf dem alten Friedhof neben der kleinen reformierten Kirche. In ihren letzten Schlaf nahmen sie das nur zum Guten und Schöneren sich wandelnde Bild ihrer Vaterstadt mit.

Als ich mit meinen Freunden und getreuen Nachbarn, die sieben Jahre des Glücks mit mir geteilt hatten, für immer aus der Haustür in den nebligen Wintermorgen ging, als das Schiff hinausglitt mit der stummen Menschenfracht der Frauen, Greise und Kinder, als die Stadt für immer hinter uns versank, da täuschte nur die Ferne darüber, wie schaurig verwüstet, wie gespenstig leer sie schon war, die umzingelte, die schon zum Untergang bestimmte. An die wir nicht mehr denken können wie an das Antlitz geliebter Toter, das nach Todeskampf und Leiden sich vor uns im Sarg verklärte zu dem Frieden, der höher ist als alle Vernunft.

Wir wissen es mit dem Wissen der Vernunft, was ihr geschah. Wir wissen, daß in ihr, der sich ständig verwandelnden, die einen fremden Namen trägt, eine fremde Sprache klingt. Aber nie kann mein Herz glauben, daß es so ist. Die Liebe, die mich bis in diese grüne Stille zwischen den fernen Waldbergen führte, sie legte mir wie einst meiner Mutter Hand den Winterapfel, den Bisamapfel der Erinnerung, unter das harte Kissen des Alters.

Es träumt sich gut darauf von den glücklichsten Tagen der Kinderzeit, von den sorglosen Zeiten unten am Jahrmarktsplatz und in der schönen geliebten letzten Wohnung, aus deren Fenster ich die Sonne ihren Bogen ziehn sah vom Johannisabend bis zum Weihnachtsabend. Von der Welt meiner Vorväter dort und im Kneiphof, vom Dom, dessen Glocken über Stadt und Strom klangen, über den Platz, der einst eine kleine Anlegestelle der Fischer und Bauern war, für die der heilige Adalbert die letzte Messe las – am Tag vor seinem Märtyrertod.

Die Bilder

49 Abend am Königsberger Schloßteich (Schmauß-Bavaria)

50 Im alten Löbenicht in Königsberg (E. Martin)

67 Fischerhäuser in Nidden (J. Päßler)

68 Zum Trocknen aufgehängte Fischernetze (J. Päßler)

101 Im Memeldelta (Mauritius)

102 Ernte in Ostpreußen (H. Judeich)

119 Blick auf den großen Calbensee (M. Bednarski)

120 Blick auf die Rominter Heide (A. Maehler)

Schutzumschlag: Stille über dem Haff (Archiv Gräfe und Unzer)

Quellennachweis

Hansgeorg Buchholtz: aus »Wind, Sand und Meer«, München 1957, Gräfe und Unzer Verlag

Marion Gräfin Dönhoff: aus »Namen, die keiner mehr nennt«, Düsseldorf-Köln 1962, Eugen Diederichs Verlag

Tamara Ehlert: aus »Die Dünenhexe«, Göttingen 1957, Elchland Verlag

Franz Heiser: aus »Verlobung mit Baldrian«, München 1969, Gräfe und Unzer Verlag

Charlotte Keyser: aus Jahrbuch »Der redliche Ostpreuße«, Leer/Ostfriesland 1951, Verlag Gerhard Rautenberg

Margarete Kudnig: aus »Heitere Stremel von Weichsel und Memel«, München 1959, Aufstieg Verlag

Agnes Miegel: aus »Aus der Heimat« Gesammelte Werke Band V, Düsseldorf-Köln 1954, Eugen Diederichs Verlag

dies.: aus »Königsberg«, München 1967, Gräfe und Unzer Verlag

Hermann Sudermann: aus »Das Bilderbuch meiner Jugend«, Stuttgart, J. G. Cotta

Ernst Wiechert: aus »Wälder und Menschen«, München, Verlag Kurt Desch

Mit Originalbeiträgen sind vertreten:
Otto Besch, Paul Brock, Elsbeth Christeleit, Grete Fischer, Heinke Frevert, Ruth Geede, Georg Hermanowski, Ernst von Kuenheim, Heinz Panka, Gertrud Papendick.

Wir danken allen Verlagen und Autoren für die freundliche Genehmigung zum Abdruck.